精神科治療の
進め方

Aoki Shozo
青木省三

日本評論社

まえがき

　症状を把握し、診断し、治療するという医学モデルは、精神医学においても基本的なものである。そのための診断基準や治療ガイドラインやアルゴリズムは、たしかに診療のレベルを一定の水準に保つためには重要であり、必要なものである。だがそれは、操作的診断基準の診断項目に該当するものを見つけて診断し、治療ガイドラインにそって薬物療法や精神療法を行なっていくだけで充分、という意味ではない。臨床においては、個々の患者に応じたきめ細やかな対応が求められており、時にはガイドラインとはまったく異なった対応が求められることもある。薬物療法を行なうことが治療的になることもあるし、行なわないことが治療的になることもある。精神療法を行なうことが治療的になることもあるし、行なわないことが治療的となることがある。一律な対応ではうまくいかず、個々によって求められる対応は異なっているのである。時には、精神科治療に導入しないほうがよいと思われる場合さえある。精神科治療の質を高めるためには、症状の把握や診断以外に、その人の心理や症状の背景など把握し、考えなければならないことがたくさんある。そして、何のための治療や援助なのかといつも問う姿勢が求められる。

　本書で記しているのは、一人の人をどのように理解し、どのように援助していくかという、精神科治療の考え方・進め方である。薬物療法や精神療法などのアプローチは、その人にとっての精神科治療を行なう意味や役割を充分に考えたうえでなされた時に、初めて役立つものとなるのである。

精神科治療の進め方

目次

まえがき　iii

序　章　精神科治療を始める前に何を考えるか ……………………………1

　　　　はじめに──その人の人生の流れを知る　1
　　　1　症状の意味を考える　1
　　　2　現在の生活とこれまでの人生を考える　5
　　　3　何が求められているのか　7
　　　4　薬を飲むような病気ではないことを伝えることがある　10
　　　5　精神療法は、治療者との間だけにあるのではない　12
　　　　おわりに　14

第1章　はじめのやりとり──挨拶や振る舞い ………………………………17

　　　　はじめに──患者との出会い、治療者との出会い　17
　　　1　謝ることから始まる場合がある　18
　　　2　本人に顔と身体を向ける　19
　　　3　来所・来院までの道のりを尋ねる　20
　　　4　コミュニケーションは適切か　21
　　　5　一礼をする　23
　　　　おわりに──患者に少し肩入れする　24

第2章　問診の進め方 ……………………………………………………………25

　　　1　問診以前の留意点　25
　　　2　問診を始める　28
　　　3　症状によって、問診は異なってくる　33
　　　4　問診を終える　36
　　　5　問診の際の留意点　38

目　次

第3章　経過を読む ……………………………………………………………42

　　1　どのような時間単位で変化するか　42
　　2　生活史を読む　44
　　3　経過の中に位置づける　48
　　4　ポイントをつないで、理解を深める　50
　　5　一人の人を理解するとはどういうことか　60

第4章　精神療法の基本 ………………………………………………………63

　　　　はじめに——苦痛の軽減と、生活や人生の質の向上を目標に　63
　　1　精神療法は、今、行なっている臨床の中にある　66
　　2　広い意味での精神療法　69
　　3　何を話題にするか——主要なものと辺縁のもの　74
　　　　おわりに——治療者としての自分を知る　79

第5章　基盤としての支持 ……………………………………………………82

　　　　はじめに——ソーシャルワーク的な視点の大切さ　82
　　1　支持的精神療法とは　82
　　2　治療者の支持と、患者にとっての支持　83
　　3　「わからない」から出発する　85
　　4　必要最小限の支持を心がける　87
　　　　おわりに——冷静で親身な第三者による支持　90

第6章　治癒機転——人が変わるとき …………………………………………92

　　　　はじめに——患者の印象をどう統合してゆくか　92
　　1　きちんと尋ね、話を聴く　93
　　2　見通しと対策を説明する　95
　　3　治癒機転とは、失望していく過程でもある　98
　　4　患者の自己治療を大切にする　100

vii

おわりに──治療者としての立ち位置　101

第7章　うつ病・抑うつ状態　103

はじめに──抑うつ＝抗うつ薬とは言えない　103

1　うつ病は、警告信号でもある　104
2　警告信号としての側面を生かす　105
3　薬を処方しないことで安心する場合がある　107
4　休養のみを処方することもある　108
5　プラセボ効果を最大限に引き出す　109

おわりに──抑うつ状態を自然回復へと導く道筋とは　110

第8章　双極性障害　111

はじめに──症状のプラス・マイナスを理解する　111

1　躁うつの波を生かすことはできないか　111
2　躁うつ的な「生き方」と考えてみる　114
3　治療を勧めない場合もある　118

第9章　躁うつと人生　121

1　頑張ろうという気持ちが気分をもちあげる　121
2　人生の負荷と躁うつ　123

第10章　パニック障害　125

はじめに──パニック発作をどう意味づけるか　125

1　パニック発作は警告信号でもある　126
2　脳の「誤作動」と伝えることもある　127
3　薬物療法と精神療法を併用する　128

まとめ──薬物療法と精神療法を始める前に考える　128

目　次

第11章　摂食障害 ……………………………………130

1　慢性期の摂食障害の治療と援助　130
2　急性期の摂食障害の治療と援助　137

第12章　身体表現性障害 …………………………………142

はじめに——生活背景の幅広い理解が必要　142
1　長期間の孤独が症状を生み出すことがある　142
2　生活基盤の不安定さが症状を生み出すことがある　145
3　身体疾患には常に留意が必要である　148
おわりに——身体症状への対応と、人間関係や日常生活への対応と　150

第13章　境界性パーソナリティ障害 ……………………151

はじめに——パーソナリティとは、「その人らしさ」である　151
1　境界性パーソナリティ障害の症状は、環境によって変化する　152
2　診察室の治療者・患者関係だけで理解しない　153
3　密室の中で境界性パーソナリティ障害は顕在化する　153
4　出会いのときの留意点　154
5　負荷が加わると不安定さが強まる　157
6　一回一回の診療の終わり方　158
7　治療の終わり方　159
おわりに——対人関係への信頼と諦め　159

第14章　成人期の自閉症スペクトラム ……………………161

はじめに　161
1　自閉症スペクトラムの用語について　161
2　成人になって、自閉症スペクトラムと診断する　162
3　障害か、個性か　162
4　自閉症スペクトラムの病像は、時、所、人によって変化する　165

5　既存の精神障害の基底に認められる自閉症スペクトラム　166
　　6　治療や援助において心がけていること　175
　　　おわりに　183

第15章　中年期、老年期の自閉症スペクトラム　……………………185

　　1　抑うつ状態の背景に自閉症スペクトラムが
　　　　疑われる場合がある　185
　　2　まとまりのない言動の背景に自閉症スペクトラムが
　　　　疑われる場合がある　187
　　3　趣味や資格の背景に自閉症スペクトラムが疑われる場合がある　190
　　4　自閉症スペクトラムが家庭生活に与える影響　193

第16章　うつ病の家族への支援　……………………………………197

　　1　家族は疲弊する　197
　　2　うつ病の急性期——家族が悪いのではない　199
　　3　医療機関と連絡がとれる　200
　　4　家族全体が危機的となる　201
　　5　家族とよい変化を共有する　202
　　6　家族は治療者でもある　203
　　7　慢性期における支援　204
　　　おわりに——生活にうるおいをとりもどす　205

第17章　統合失調症の家族への支援　………………………………207

　　　はじめに——家族関係の悪循環　207
　　1　言葉よりも行動が人を繋ぐことがある　208
　　2　患者の「頑張ろう」という気持ちについて　209
　　3　家族の「頑張ってほしい」という気持ちについて　211
　　4　出奔を豪遊に　212
　　5　家族の存在を実感することが支えとなる　213
　　　おわりに　215

第18章 精神科臨床におけるスーパービジョン ……………216
　　　はじめに　216
　　1　自分の臨床を、社会的な文脈の中に位置づけ直す　217
　　2　スーパーバイジーの情報から、一緒に考える　219
　　3　スーパービジョンのかたちは、臨床のかたちになって現われる　222
　　　おわりに　223

終　章　どのような姿勢で治療や援助を行なうか ……………225
　　1　自分を知る　225
　　2　私はどのような姿勢で治療や援助を行なっているか　228

　　おわりに　233

序　章

精神科治療を始める前に何を考えるか

はじめに——その人の人生の流れを知る

　精神科臨床・心理臨床においては、まずは、その人の人生の大きな流れを知ることが大切となる。すなわち、どのような人生を生きてきて、どのような考え方をする人が、現在、どのような環境に（人的、物理的、家庭的、職場的……）生きていて、どのように対処しようとしているか、という大きな人生の流れとでもいうべきものを把握する必要がある。

　治療とは、精神療法、薬物療法、生活療法、社会復帰支援などの、いくつもの治療的アプローチの総和としてあり、大きな人生の流れに対して、時にはその流れを緩めたり、時には後押ししたりなど、さまざまに働き、その人の人生の流れがよりよいものへと向かうように応援することである。というわけで精神療法や薬物療法を行なう以前に考えなければならないことはたくさんあり、それらを十分吟味したうえで、初めて精神療法や薬物療法はその力を発揮するものとなる。

1　症状の意味を考える

〔症例1〕20代前半の摂食障害の女性
　大学卒業後、自分の希望していた会社に勤務。やりがいのある職場であるという。2年目頃より、自分では理由がよくわからないが、過食が増え、やがて嘔吐もするようになった。2、3のクリニックを受診し、薬を処方され

たが改善せず、しだいに朝、起きるのも億劫になり、会社を休むようになった。会社での人間関係のストレスはなく仕事も楽しいが、2年目になって責任も感じるようになった。休んでいても、食事をコントロールできず、「食べ物依存症」のようだという。会社を休みはじめて、2カ月近くの時間が過ぎていた。ここできちんと治したいので、精神療法を行なってほしいと希望しての受診であった。

① 何が彼女を追い詰めているのか？
彼女と両親の話を聞いて、次のようなことがわかった。
会社に入社後、彼女自身、自分から進んで早く仕事を覚え一人前になろうと頑張ってきた。自分の才能や力を上司や同僚に評価してもらいたいと感じ成果を出そうと無理をしてきた。しかし、彼女の望みは高く、たしかに成果も出つつあったが、彼女自身の気力や体力も限界に近づいていたようであった。その頃から、会社から帰って、過食・嘔吐をする頻度と一回の食事の量が増えていったようであった。

② 症状にどんな意味があるのか？
過食・嘔吐はそれ自体が彼女を苦しめるものであるが、彼女の無理や無茶を続けている生き方に、身体が「心身に無理がかかっている」とSOS信号を発しているようにも感じられた。もしそうであれば、彼女の過食・嘔吐を不用意に取り去ろうとすることは、彼女が無理を続けることを応援することになり、心身の極限まで追い詰めてしまい、かえって危険かもしれない。精神症状や身体症状には、人生の何かを警告する意味があることが少なくない。

③ いつまで休めるのか？
診察の中で、私は、「仕事はいつまで休めるのか、復職はできるのだろうか」と尋ねた。女性は「上司はしっかり治して復帰してほしいと言ってくれた」と答えたが、「これからどのくらいなら休職できるのか、会社の雰囲気や前例などをふまえて、一度、上司に尋ねてほしい」と話した。女性が上司

と話したところ、「2カ月くらいのうちに、復職してもらえるのが一番望ましい」ということであった。休養できる時間は無限にあるわけではない。保障されている休職期間を限度一杯休むということは実際決して稀ではないが、職場の好意的な受け入れということを考えると、スムーズに復帰できるタイミングというものが現実にはある。彼女の場合であれば、彼女が「長く休んでしまった。皆はわたしのことをどのように思っているだろう。皆の目が気になって職場に行きづらい」などと感じるようにならないうちに、職場の側から言えば、「彼女、少し頑張りすぎたんじゃないか？　早く元気になって復帰できたらいいね」というような雰囲気が残っている時期に、復職の時期を設定することが大切となる。また、彼女にとって、今の会社の仕事は心理的・身体的な負担は大きいかもしれないが、同時に「やりがい」を感じており、仕事を失うことは彼女に大きな喪失感を与え、過食・嘔吐を悪化させることはあっても、改善はさせないだろうと考えた。

④　精神療法の適応になるのか？

　彼女に対しては、さまざまな精神療法が適応になる。過食に対して、その時の気持ちや考えを記録し、背景にある思考に気づき、合理的な思考に修正していくというような認知療法的なアプローチ、過食という行動の変化を目標とし、毎食決まったエネルギーの食事を摂取することなど、摂取量を制限していくという行動療法的アプローチ、現在の症状の背景にある対人関係などの問題に目を向けていく対人関係療法的アプローチや精神分析的アプローチなど、さまざまな精神療法的アプローチが考えられる。

　私は、SOS信号の意味がある過食・嘔吐を、精神療法を用いて取り除くという発想には疑問があり、SOS信号をキャッチすることのほうが大切ではないかと考えた。また、2カ月という休職期間を考えると、彼女なりに、のんびりとくつろいだ毎日を過ごし、蓄積した疲労を取り除くことが、この時間の利用の仕方として有意義ではないかと考えた。

　薬物療法についても、これまで服薬しても身体がだるくなるだけで効果がなかったという経験があり、不安と不信を抱いており、服薬を強く勧める意

味があるかどうか、迷った。

⑤　どうしたか？
　私は、「あなたの過食には、『あなたの生き方、仕事の仕方はずいぶん無理をしているよ』とあなたに教える、SOS信号を送る、という意味があると思う。過食を止めようと思うと、過食を意識してしまい、過食の深みにはまることがある。過食はあっても、普通の生活を送ろう。ただし、これまでとは、少しやり方を変えてみよう。過食をするなら、味を楽しんで、ゆっくりを心がけて」と話した。これは彼女にはうまく伝わり、その後、2カ月、彼女は休養し、そして復職していった。止めたわけではなかったが、過食は、しだいに程度が軽くなっていった。何より、明るく元気な彼女本来の姿に戻っていった。
　「過食をしていてもよい」と、誰にでも一律に言うわけではない。過食・嘔吐がその人の生きている世界と時間の大半を占めるようになり、過食・嘔吐することが人生のようになっている場合には、何とか過食・嘔吐を止めようとする。
　ただ、精神症状とその背景にある生活や人生を見ていると、精神療法以前に考えなければならないことが多くあると感じる。
　特定の理論と技法をもった○○療法という精神療法の適応を考える以前に、発症に向かって彼女を追い詰めていたもの、そしてそのような人生の負荷への彼女なりの対処、結果として現れてくる症状に含まれている意味、いつまで休めるのかという現実的な判断などを総合的に把握することが求められる。このような精神療法以前のことを考えること自体が、「日常臨床における精神療法」、中井久夫の言う広義の精神療法と考えてもよいかもしれない。精神症状だけに焦点を当てて見るのではなく、症状を取り巻くさまざまな要因を見ることが求められているのである。

　★精神症状のもつ意味、特にSOS信号などのプラスの意味を考える。その場合は、早急に精神症状をとろうとするのではなく、仕事などのやり方を変え

たり、周囲の理解を得ることが大切となる。

2　現在の生活とこれまでの人生を考える

〔症例2〕70代後半の男性、大腸癌＋パニック障害
　長年、内科に通院していたが、最近になって、夜間に何度も「ふらつき、むかつき」で救急外来を受診するようになった。その度に身体を精査したが異常なく、精神科的な問題ではないかと紹介されてきた。
　数カ月前に、大腸癌の手術を行なった。癌も摘出でき、明らかな転移は見つからなかったが、外科の主治医は、「転移などの可能性は完全には否定できず、充分に注意しなければいけません」という説明をしていた。男性は、「昼間は調子がよいのだけど、夜、布団に入るといろいろなことが頭に浮かんできて心配になって……、そのうちに身体の調子が気になって、ふらついたり、むかついたりしてくる」と話した。身体の不調の背景には癌の転移への不安があると考え、まずは不安を少しでも軽減させようと、身体に負担にならないようにごく少量の抗不安薬を投与したが、まったく効果がなかった。

①　男性に何が起っていたのか？
　大切なものを見落としているのではないかと感じ、改めて、男性と家族から話を聞き直した。妻が10年以上前に脳出血で倒れ、老人保健施設に入って以来、ずっと男性は一人暮らしであった。その妻も血管性の認知症が進行し、ほとんど会話ができないまま、2年前に施設で亡くなっていた。昔からの友人が近くに住んでおり、この10年くらいは、2、3カ月に1回、数名で集まって小旅行に行くのを楽しみにしていたが、この1、2年はそれぞれが病気になったりして、ほとんど集まれなくなっていた。男性の兄弟も近くにいたが、足が悪く、このところほとんど会えないでいた。ごく最近、近親者が亡くなったりもしていた。身内が一人そばにいたが、仕事が忙しく、このところはほとんど世話をするゆとりはないようであった。男性は真面目で誠実な

人柄であったが、おしゃべりではなく無口であった。
　この10数年のうちに、男性を取り巻く人が一人ひとりと減り、男性の孤独が深まってきていた。長い間、男性は孤独に耐えていたのである。大腸癌の手術をし、くわしく説明を受けても、男性自身にできることはあまりない。定期的な受診を除けば、自分の体調に気をつけ、変化があれば病院に行くしかない。男性は孤独な中で、自身の体調を絶えずチェックしていた。夜の暗闇と静けさは、身体への不安と緊張を極度に高め、身体の些細な違和感や不調がパニック発作を誘発したものと考えられた。男性にとって、些細な違和感や不調は、命に関わる危険信号のように感じとられたのであろう。

②　どうしたか？
　精神科の治療以前に、公的サービスを利用して、何とか孤独を和らげられないだろうかと考えた。デイ・サービスは男性には「お年寄りが行くもの」と感じられており利用が難しく、訪問ヘルパーも、「人が家に入ってくるのが嫌。それに自分のことは自分でできる」ということであった。男性の身体の病気への心配を減らすという意味でも医療的な訪問が役立つのではないかと考え、「看護師さんに家に来てもらい、血圧を測ってもらったり、体調をチェックしてもらいましょう。必要があれば、早いうちに病院受診を考えることもできる」と訪問看護を勧めてみた。これは男性にも心強かったようで、受け入れてくれた。そして、訪問してきた看護師さんが血圧を測ったりするときに、男性は身体の不安だけでなく、今の生活やこれからの生活の不安を話すことができ、心身両面のサポートを受けることができた。
　孤立と孤独は、人にとって最大の負荷の一つだと思う。薬物療法や精神療法以前に、孤独な環境をいくらかでも改善することは不可欠である。その人の生きている環境に配慮しない薬物療法はしばしば功を奏さないだけでなく、時には大量服薬という結果さえ招くことがある。孤独がいくらか和らいだ時、薬がはじめて効果を発揮したと感じられる場合は決して少なくないと、自戒を込めて考える。また身体を診てもらいながらの、何気ない会話が、何よりもの心理的サポートになることがある。

★精神症状が出現して当然だと思える状況がある。そんな時その精神症状を薬物療法で抑えこもうとすると、薬物のマイナスだけが出てくる場合がある。抗うつ薬は休める環境づくりと、抗精神病薬は安心できる環境づくりとセットで用いられた時に初めて効果を発揮する。

3 何が求められているのか

〔症例3〕高次脳機能障害の女性と母親

　30代の女性と60代の母親が一緒に通院してきていた。女性は10代後半に交通事故にあい、頭部外傷を負い、高次脳機能障害となった。女性は成績も運動も優秀、明朗で活発な性格であったが、事故後、短期記憶が障害され、また新しいことや変化に対応することが困難となり、こだわりや変化への抵抗、確認強迫などが認められるようになった。また対人関係への自信のなさは対人恐怖様症状をもたらし、卒業後、アルバイトなどを試みたが、仕事が覚えられないことと、対人緊張があまりにも強いために、続けることができなかった。母親は、娘に対する愛情と責任感が強く、献身的に介護したが、熱心なあまり、他の家族の世話をするゆとりがまったくなくなり、しだいに女性と母親は家族の中で孤立し、10数年の後には、女性と母親だけで生きているような状況となった。

　女性は1日の物事をする順番が決まっており、その一つひとつを初めてやるように母親に「これでよいか」と確認する。また、母親が散らかっている女性の部屋を片付けようとすると、物の位置には女性なりのこだわりがあり、些細な変化でパニックになり、時には荒れるのであった。

　女性と母親は、家族や知人からの孤立も深め、経済的にも追い詰められた状況に至っていた。その頃より、介護していた母親のめまい・ふらつきをはじめとする身体不調、不安・抑うつが強まり、母親もほとんど家から出られない状態になった。心配した福祉サービスのスタッフが家庭訪問をしたが、

7

その訪問にも扉を開かないような状態となった。その頃に10年来可愛がって飼っていた犬が亡くなり、それが二人をさらに追い詰めた。何とか外来を訪れたとき、母親は「めまいやふらつきが激しくて、家でも寝ている。外には出られない。福祉の人が訪ねてきてくれても、申し訳なくて会えない。疲れきってしまった。もう死んだほうがいいんじゃないかと思う」と話した。その一方で、「私も昔は子どもたちを連れて、遠くまでスキーの大会に行ったりしていた。あの頃は楽しかった。そんなことを思い出したら、また自分も趣味を持ちたいと思って、紅葉がきれいだったので、公園に写真を撮りに行ったりした」などと述べた。

① どう考えたらよいのか？

10数年、女性は自分で決めたやり方に寸分たがわぬ、変化のない生活を続けていた。母親の疲労もしだいに蓄積していっていた。二人はしだいにそれまでにあった人間関係を失い、日常生活の行動範囲も狭く限られたものになり、孤立を深めていっていた。私は生活支援が何よりも重要と考え、精神科ソーシャルワーカーを軸として、高次脳機能障害の支援センターをはじめとする多くの福祉サービスに支援を依頼した。それによって、女性と母親はしだいに支えられ、生活を支える経済的基盤もいくらか安定したものになった。ただ、それでも母親の身体の不調や不安はなかなか和らがず、診察室で涙を流す日が続いた。女性にも、母親にも、抗うつ薬を主体とした処方をしていたが、どちらにもあまり薬の手応えは感じられなかった。二人の孤立の深まりと疲労の蓄積を思うと、私も「大変だねー」という以外の言葉が出なくなっていた。

② 私はどうしたか？

二人の生活が少しでも和らいだものにならないか。それまでの診察をいろいろと思い出してみた。「そうだ、以前、二人が犬の話をしていたときにはよい笑顔が出ていた。女性は犬の散歩にも行っていた。犬が死んでから、めっきり笑顔が減ったような……」。そこで、これが精神科医の助言として一

般的かどうかわからないが、「犬をもう一度飼ってみませんか？　ペットショップで売っている仔犬はとても高いけれど、A町のペットショップには掲示板があって、そこには『仔犬をもらってくれませんか』という紙がいくつか張ってありますよ。それを見たらどうかな」ときわめて具体的な提案をしてみた。そうすると、次回受診時、「先生、行ってみました。たしかにたくさん貼ってありました。それを見て、もう一度犬を飼おうかと話しているのです」ということだったので、「犬とも相性があるからね。まず会ってよく見てから、それから決めたらどうだろうか」と助言した。その後、一匹目の仔犬を短期間飼ったが、その犬は気性が荒く二人はへとへとになり、事情を話して引きとってもらった。思い切って飼った二匹目の仔犬とは相性がよく、女性も母親も「可愛い、可愛い」と世話をしはじめ、ふと気がつくと、知らないうちに緊張感がいくらか和らぎ、二人の顔に笑顔がみられるようになったのである。

　二人の厳しい現実が何ら変わったわけではない。また、これを動物介在療法などと呼ぶつもりもない。○○療法というような精神療法を適応する以前の、厳しく重い現実の中に二人は生きている。ただ、危機のとき、思わぬものが緊迫した事態を和らげてくれることがある。その思わぬものがいつも見つかるわけではないが、視野を広くしてその人の生きている現実、生活状況を見ていると、ふと見つかることがある。

　中井久夫は、「ペットはとても家族のことを気にかけているようだ。往診先のペットとの『対話』も大切であろう」と記し、「きみも心配しているんだね」「きみは独りではらはらしていたんだね」などと心の中で話しかけるという。たしかに、家庭の緊張を和らげようと、身体を張って頑張ってくれているペットたちは少なくないと私も思う。

★不安と緊張に満ちた生活が少しでも楽しみのあるものになるために、工夫できることを考える。

4 薬を飲むような病気ではないことを伝えることがある

〔症例4〕うつ病と思い込んでいた20代後半の男性
　男性は、会社に勤務しまじめに働いていたが、転勤後、対人関係で悩むようになり、しだいに考えこむようになった。仕事も手につかない状態となり、精神科クリニックを受診したところ、「うつ病」と診断され、抗うつ薬の服用を勧められた。しかし、半年以上服薬したが、症状はまったく改善せず、クリニックから紹介され受診となった。

① どう理解したか？

　これまでの経過、現在の状態について尋ねてみると、男性は対人関係などに不安はあるが、エネルギーがあり決して抑うつ的ではないことがわかった。「あなたが身体のしんどさを忘れているときは？」と尋ねると、仕事に集中している時は忘れていることがあるが、午後になって疲れてくると気になりだし、しんどくなるということであった。男性は、気分や集中力、頭痛や疲労感などの、自身の心身の状態に、過度に注意を向け、敏感に意識しているようであった。

　男性は、当初は不安抑うつ状態であった可能性はあった。だが、病気であるということが受け入れがたく、服薬が男性のプライドを損ねているようにも考えられた。しかし、薬を飲まないと医師の言う「病気」が悪くなりそうで不安であり、薬を飲むと「病気」であると意識し不安になるという悪循環に陥っていた。

② どう説明したか？

　「少なくとも、現時点では、あなたは『うつ病』ではないと思う」と男性に話し、「自分の心身に注意を向ける習慣があなたを苦しめているように思う」と説明した。そして「あなたの注意が自分から外に向くことが大切で、まずは一生懸命に仕事をすることと友だちと遊ぶことが、注意を外に向ける

ためにもよいと思う」と勧めた。男性自身が、精神科を受診することは病気であることを認めることと感じており、プライドが傷つくというマイナスのほうが大きいと感じたので、「今のあなたの状態には薬が役に立っていないと思う。思い切って薬を減らし、やめてみないか」と提案した。話の途中から、男性の表情が明るくなっていき、この説明に男性は納得がいっているように感じられた（減薬は離脱症候群を呈さないように少しずつ、と助言し、何かあったらすぐに連絡のとれる体制をとった）。また、精神科への通院についても、「できる限り間隔をあけていきましょう。もちろん、その間にしんどくなったら、相談においでください」と話し、精神科受診からもできる限り、遠ざかるように試みた。

③　その後どうなったか？

　1カ月後、男性は「少しよい感じがする。友だちと久しぶりに遊びに行って楽しかった。その後、疲れるかと思ったが、意外に疲れなかった」と話した。その後、2、3回受診したが、薬も全部やめ調子はよくなった。時に心配なことがあると受診してくるが、「普通に遊び、普通に仕事をするのが一番の薬」という助言を繰り返している。その後、数年間、問題なく元気に過ごしている。

　精神疾患で薬を飲むということや、精神疾患で精神療法を受けるということに、抵抗があり、不安を強く抱いている人は少なくない。その背景には、精神疾患に対する誤解や偏見があることも少なくなく、精神疾患についての誤解をとくことも大切である。しかし、男性のように、人生の悩みが病気と診断されることに困惑し、それを受け入れるかどうかで葛藤する人にも時に出会うことがある。このような場合、まず求められるのは、病気であろうとなかろうと、自分の陥っている事態に充分に納得のいく説明を受けることであり、納得のいくまで充分に話しあうことである。これも薬物療法以前、精神療法以前に求められていることであろう。

　誤解がないように付言しておくと、私は薬をやめるように勧めることは少ない。薬は本人の自覚とは別に、奏功していることが少なくなく、やめると

急速に症状が増悪する場合があるので、安易な減薬・中断には反対である。彼の場合、明らかなうつ病とは考えられず、また、薬を飲むことをめぐっての葛藤がよけいに症状を悪化させていたと思われたので、思い切って薬をやめてみようと提案したのである。

　★薬を飲むことが病気という意識を強め、逆に薬をやめても元気に過ごせることが本人の自信となる場合がある。
　★遊びを処方する。

5　精神療法は、治療者との間だけにあるのではない

　〔症例5〕不安・抑うつを認めた30代半ばの女性
　軽度知的障害をもちグループホームに入居している女性が、「世話人とのコミュニケーションが不安である」と、付添のスタッフと一緒に受診した。グループホームの世話人に、何を話しかけても、「少し待つように」と言われ、また悩んだ時でも、「あなたは一人で解決できる人でしょう」と言われ、不安になりはじめたという。世話人に話しかけてもまた冷たい対応をされたらどうしようと不安になり、最近は世話人との接触を避けるようになり、食事もホームで出されるものは食べず、コンビニに買いに行き、一人で食べるようになったという。そのような経緯とそれにまつわる気持ちを女性はポツリポツリではあるが丁寧に話した。グループホームの中で、護られてはいたが、孤独なようであった。
　女性は、知的障害者施設の中では、知的レベルも高く「しっかりしていて、自分で何でもできる人」と評価されていた。昼間の作業も真面目に働いていた。利用者の中にはきつい言葉や態度で女性に接する人もいたが、言い返さず我慢していたという。女性は昼間の仕事のグチを世話人に話したかったようなのであった。「世話人の方に時間を決めて話すようにしてみたら？」とか「仕事で困っていることを、職員に話してみたら？」などと助言してみた

が、いずれも試してみたが、うまくいかなかったという。付添のスタッフも本当に困ったようにうなずいた。

① どう考えたか

　付添のスタッフが、以前、他の利用者の時の経験を話してくれた。その利用者の時には、受診の帰りに、一緒にご飯を食べ、買物に付き添っていた。「今日も帰りは、ご飯を食べて、買物に？」と尋ねると、スタッフから「はい」という返事が返ってきた。

　その瞬間に、本当の意味での女性の治療者は、このスタッフではないかと思った。このスタッフは、女性の置かれている孤独な環境を理解し、受診という形で、外に連れ出し、一緒にご飯を食べ買物をし、片道一時間以上かかる行き帰りに、話をしようとしているのではないか、と気付いたのである。遊びには一緒に出られないが、受診なら一緒に出ることができる。スタッフが受診という形を通して女性を支えようとしていると感じ、それを受けとめるのが私の仕事と考えた。

② どう対応したか

　そこで私は、「あなたの困っていることがうまく解決するかどうか心配です。しばらく毎月、通ってほしい。相談をしましょう」と女性に提案した。以後、毎月、相談のために受診している。もちろん私も相談にのり、一緒に考え、提案をしたりした。しかし、私がより治療的、援助的と感じていたのは、そのスタッフと女性が受診という形で、一緒に来られるように保証することであった。一緒の道中にこそ、意味のある関わりがある。実際、グループホームでの孤独な状況は変わらなかったが、女性はしだいに明るく、元気になっていったのである。

　女性の孤独を癒やす、意味のある精神療法をさりげなく行なったのは、そのスタッフである。私は、そのスタッフの応援をしたにすぎない。このような経験はしばしばある。児童・思春期の子どもの場合、親と一緒の道中や診察後の食事や買物に意味がある場合は少なくない。治療や援助は医師と患者

の間にだけにあるのではない。思わぬところにある。それを広く視野にいれ、患者の生きる空間が治療的な空間になるように配慮することが大切なのである。

- ★何が治療的となるのか、何が精神療法的となるのかといつも考える必要がある。治療者はいつも、治療的な関係が増え、生活が治療的な空間になるように配慮することが大切である。
- ★受診・診察よりも、その道中に大きな意味があることが少なくない。

おわりに

　少なくとも、精神療法や薬物療法の前に、考えなければならないことがたくさんある。繰り返しになるが、どのような人生を生きてきたのか、そして今、どのような生活をしているのか、その中で、「症状」というものを、その人なりにどのように理解しているのか、そして症状の苦痛というものはどのようなものなのか、などを理解する必要がある。これが治療を始める前に求められることであり、治療を始めた後に、人生や生活や症状が少しでもよい方向に向かうというのが、質のよい治療や援助というものであろう。症状の奥にあるもの、すなわちその人の人間としての幅と奥行きを、その人の生きている環境を含めて、どれだけ深く理解するかが、精神療法以前に、薬物療法以前に求められているのだと思う。

　付記　治療の前にはさらに次のようなことを考える必要がある。

- ★治療するプラス・マイナスを考える。

　治療は、無前提的にプラスなものではない。
　治療しなくても、自然に回復していく可能性が高い場合は、治療への導入

は慎重に考える必要がある。たとえば、抑うつ状態が回復してきている時期であれば、経過を教えてもらい、増悪などの兆しがあれば治療を勧めるという方針で充分なことがある。あまりにも現実的な問題が診察の話題になる場合は、その問題に適切な専門家に紹介することが必要となる。

★中・長期的なプラス・マイナスを検討する。

　薬物治療が短期的には改善をもたらすが、長期的にはマイナスをもたらす場合がある。たとえば、短時間作用型の抗不安薬や睡眠導入薬によって一時的な症状の改善が得られるが、その後、心理的な依存を形成し、次第に服用量が増えていくことがある。薬物は継続しているうちに、脳内の神経伝達系に変化をもたらし、減薬で増悪、増薬で一時的な改善という医原性の状態を作る可能性もある。

　精神療法について言えば、内省を求める精神療法が過度の心理面への集中を促し、森田療法で言うところの「精神交互作用」（症状と注意の悪循環）を医原的に作り出し、慢性の病像を形成させることもある。

　それだけでなく、継続した通院自体が、「精神科の病気をもつ患者」というアイデンティティを形成していくこともある。

　あえて薬物療法を勧めない。精神療法を勧めない。通院を勧めない、という選択肢があることをいつも念頭に置いておく必要がある。

★治療による二次的な外傷を作らない。

　精神科病院への強制入院の記憶がフラッシュバックする人がいる（中井久夫、星野弘）。問答無用ではなく、ていねいな入院への説明と納得が必要であるのは言うまでもない。それだけでなく、侵襲的な精神療法の外傷がフラッシュバックする人もいる。手術に例えると、切開したまま、傷口を塞がない治療が、決して稀ならずあるのが精神科治療である。心への侵襲は、必要最小限を心がけたい。

参考文献

中井久夫『精神科治療の覚書』日本評論社、1982年、新版、2014年

中井久夫『昭和を送る』みすず書房、2013年

村瀬嘉代子『心理臨床と生活事象——クライエントを支えるということ』金剛出版、2008年

青木省三『精神科臨床ノート』日本評論社、2007年

第1章

はじめのやりとり
挨拶や振る舞い

はじめに——患者との出会い、治療者との出会い

　患者にとって、診察というものは、漠然としたイメージはあっても具体的には何をするのかよくわからないものである。だから、診察に対して漠然とした不安や、心の中を読み取られてしまうような恐怖や、逆に悩みや苦しみが楽にしてもらえるるという強い期待などをもちながらやってくることが少なくない。

　いずれにしても出会いの際、患者は、治療者の表情や振る舞いに目を凝らし、「この人はどのような人か」と一生懸命に読み取ろうとする。自分の困っていることを真剣に聞いてくれる人か、自分のことを本当にわかってくれるだろうか、何か話すと怒り出したり不機嫌になったりするのではないか、など、いろいろと考える。精神症状があったとしても、発達の遅れや偏りがあったとしても、また、どのように認識しているか、どの程度自覚しているかは別にしても、その人なりに、治療者とはどのような人かを理解しようとする。治療者は、患者を観察し理解しようとつとめるが、実は同時に、患者も治療者を観察し理解しようとしていることに、つねに留意しておく必要がある。面接とはそもそもが相互に観察し、相互に影響し合うものなのである。

　そう考えると、自分の言葉と振る舞いが、患者にとって安心できる、話しやすいものとなっているか、いつも留意しておくことが大切となる。時には、客観的な観察対象のように見える患者の表情は、治療者の表情を映し出しているかもしれないし、硬い雰囲気は面接室の雰囲気を映し出しているかもし

れない。治療者には、安全で安心できる存在であるという雰囲気が伝わるような言葉や振る舞いが求められている。

1 謝ることから始まる場合がある

　私は、一般診療の中で初診の人を診ているので、1、2時間の待ち時間となることが少なくない。そのため、出会いは「長くお待たせして、申し訳ございませんでした。しんどかったでしょ」などと謝ることから始まることが多い。若い人で、表情に待ちくたびれた感じが現れている場合には、「長時間、待って大変だったでしょ。ごめんね。来なければよかったと思わなかった？」などと謝る。
　いずれにしても、謝ることから面接が始まることが少なくない。そうすると「いや大丈夫です」とか、外来の慌ただしい雰囲気を見ていた人は「先生も大変ですね」とか言ってくれたりする。その待ち時間をめぐる短いやりとりだけで、助ける―助けられるという関係に、謝る―許すという関係が加わり、治療者―患者の不平等性がいくらか減じ、患者が話しやすい雰囲気となることが多い。
　それだけでなく、予想待ち時間を伝え、喫茶室などで待っていてもらうなどの工夫はするのだが、時には長い待ち時間に本当に怒っている人もいて、「苦しいからやって来ているのに、こんなに長い時間待たせるというのはどういうことか？」と怒りをぶつけてくる場合もある。これも正当な怒りなので、ひたすら真剣に謝る。ある人は1時間あまり怒り続けた後に、ふっと流れが変わり、「こんなふうに、怒りだしたら止まらなくなってしまうんですよね」と泣き出し、それを契機に治療を始める気持ちになったこともあった。
　そもそも治療というものは、最終的には患者にプラスになるようにと思って進めているが、途中には、さまざまな負担や不本意さが付随してくることがある。そんな時は小さなことでも、「申し訳ない」と率直に話すように、私は心がけている。

2 本人に顔と身体を向ける

　本人と家族とで受診している時には、必ずまず最初に本人を見て、「はじめまして、私は〇〇と言います。△△さんですね」と挨拶をする。そして、側にいる家族（ないし付添人）に「はじめまして、△△さんのお母さん（お父さん）ですね」と挨拶をする。本人が主人公であることを、きちんと伝えるためには、この挨拶の順番を間違えてはいけない。そして、家族との話は挨拶に留め、まずは本人に困っていることを尋ねる。横から家族が本人の代わりに説明しようとしても、「ちょっと待ってください。まず、先に△△さんのお話を聞かせてください」と話す。視線と身体を本人に向けていることも大切である。年齢や状態に関わりなく、これが原則である。

　ある時、本人がいるのに、家族とだけ話すようになってしまったことがある。ある青年が、「僕は2年間、うつ病と診断され治療を受けてきました。だけど、先生はいつも親とばかり話して、僕の話は聞いてくれませんでした」と話したのが忘れられない。だが、このようなことが程度の差はあれ稀ならず起こる。

　同様のことが他にもしばしばある。本人の話すスピードが遅かったり、発音や滑舌が悪かったり、まとまりが悪かったりすると、側の付き添いの人と話をするようになることがある。解離性障害の意識変容状態や、統合失調症やうつ病の昏迷状態などの場合も、本人抜きで、付添人と話をするようになりやすいが、付添人から話を聞く場合でも、いつも身体は本人の方に向け、本人に話しかける姿勢を維持することが大切である。ある心因性昏迷の人を前にして、家族とスタッフがどうしたらいいかと慌てて話し合っていたときのことである。目を閉じ、無反応になっている本人に「△△さんは、今、僕の話していることが聞こえているよね。でも話そうと思っても、口も身体も動かないとても苦しい状態。だけどものすごく頑張ったら少し声がでるかもしれないよ。聞こえているよね△△さん！」と話しかけると、「はい」と答えたのであった。どのような状態であれ、患者が主人公であり、患者の気持

19

ちや意思を聞こうとする姿勢を維持し表わす必要がある。それは、認知症の高齢者でも同様である。その人の横で、家族とスタッフが話していると、大きな声を発したり、不穏となったりする。家族とスタッフのやりとりの内容は理解できなくても、自分に好ましくない話題であるという雰囲気は伝わる。だから、いつも本人の話を聞こう、本人の希望や意思を確認しようという姿勢が大切となる。

精神障害だけでなく、器質性の意識障害においても、同様である。意識がなくても、まず患者に話しかけることが大切である。意識障害のぼんやりとした状態においても、外から声が聞こえてくることが、決してマイナスにはならない。慣れ親しんだ声は、何かを伝える可能性がある。

★患者に顔と身体を向けて話すことは、患者のための治療や支援であることを伝える第一歩である。

3 来所・来院までの道のりを尋ねる

「今日はどのようにやって来られたのですか？」「何時頃に家を出たのですか？」「電車混んでなかった？」「電車を降りて迷わなかった？」「この辺りは初めて？」など、どのようにしてここにやってきたのかを尋ねる。「長い時間で大変だったですね」「電車降りてから、歩いて結構時間がかかるでしょう」などと、来所の苦労をねぎらう。その際には、「今日はとても暑かったでしょう？」とか「雨が降ってたから、大変だったね」などと天気や季節に触れる言葉も添える。道のりの説明を聞いていると、説明するのが得意か不得手か、長く説明するほうか短く説明するほうか、などがわかるし、時候の話では、季節感や周囲の変化に目を向けるゆとりがあるかどうかがわかる。

それと同時に、誰が受診を勧めたのか、本人はどう思っているのか、を尋ねる。その人自身も家族も不本意な場合は少なくなく、「それじゃ来るのも辛かったし、話す気持ちにもならないよね」などと話すこともある。そのう

えで「でも、せっかく来たのだから、困っていることを少し教えてくれる?」と話すこともあるし、「今日はやめておこうか。もし困ったら、また相談に来てもらえないか?」などと話すこともある。

ただ、イヤイヤでも実際にやってくる人は自分自身でもどこかで困っていると感じていることが少なくなく、「よかったら、話せることだけでも教えて」というと、話しはじめることが少なくない。ある不登校の高校生は、叔父から「相談に行け」と言われイヤイヤやってきたが、「どうして学校に行きたくないの?」と尋ねると、「学校の勉強が面白くない。中学校に入ってから、わからなくなった。バイトをして、バイクの免許をとって運転したい」と話したのであった。高校生が自分なりの方針をハッキリと口にしたので、相談以前のこととして「△△君の気持ちを大切してあげたらどうでしょうか」と話したら、親に「今日、はじめてこの子の考えがわかりました。それを応援したいと思う」と言われ驚いたことがある。だが、このようなことは決して稀ではない。治療者という第三者に会って、家庭や学校の中では話さなかったことを話し始める子どもは少なくない。親身な第三者の存在は、二者関係で煮詰まりやすい子どもたちにはとても大切で、予想しない言葉が出てくることがある。

★場が変わったときに、ひょっこりとその人の生き方や普段の生活の一端が表れることがある。

4 コミュニケーションは適切か

最初は「どのようなことに困って(悩んで)、相談に来られたのですか?」と主訴を尋ねることが多いが、自閉性スペクトラムの傾向をもつ人をはじめとして、コミュニケーションの苦手な人には、答えにくい質問である。「どのような」というさまざまな可能性に開かれた質問に当惑したり、「困る」という自覚がなかったり、漠然とした言葉が苦手だったりすると、問いに対

して、答えに詰まったり間があいたりしてしまう。あまり間があくと、問い詰められているという雰囲気となり、ますます口が重たくなってしまうので、「どのような」という質問や「困る」という漠然さが苦手とわかったら、質問をより限定した形に変えてみる。

「仕事で何か困っていることがおありですか？」と尋ねたり、相談票（問診票）を見ながら「『人間関係がうまくいかない』と書いてありますが、どのようなことがあるのですか」などと限定した質問をしてみたり、閉じられた質問に切り替える。

患者と話をする際に、質問の形式は開かれた質問がよいか閉じられた質問がよいか、質問の内容は抽象的な言葉がよいか具体的な限定した言葉がよいか、などを判断し、患者とのやりとりが、双方向的なコミュニケーションとなるように配慮する。探索的な心理面接では、気持ちや考えの言語化を重視するため、言葉が返ってくるまでじっと待つ傾向があるが、それは患者にプレッシャーをかけ、面接の場が緊張した苦痛な場になってしまうので注意が必要である。

逆に限定した閉じられた質問を多くすると、「はい」「いいえ」という短い答えが増えることがある。その際に気をつけなければならないのは、治療者の質問が患者の考えや気持ちを形作ったり、質問をよく理解できないままに、その場の雰囲気を悪くしないために「はい」と答えたり、ということが起こったりすることがある。

よくわからない場合は、数字で答えられる質問をしてみる。「何時間くらい眠っていますか？」「昨日は何時に眠りましたか？」など、具体的な数字などで答えられる質問にしていくと、話が進みやすくなることがある。患者が答えやすい質問の形を心がけておく必要がある。

★きちんと話が伝わっているか？　自分の言葉や質問は適切かといつも考える。

第1章　はじめのやりとり

5　一礼をする

　ずいぶん昔、内観療法の面接を何回かさせてもらった経験がある。その際、面接者は一礼して入室し、クライエントの話を聞き、一礼して退室する。一礼するのは何か儀式的な気がして、その時には自分にはそぐわないと感じたものであった。だが、ある時、気が付いた。内観という自己の内面に分け入っていく作業は、孤独で決して楽なものではない。その孤独で厳しい作業をしているクライエントに対する一礼には、内観という真摯な内省をしているクライエントに対する深い敬意が込められているのではないかと思うようになった。たとえば、集中内観であれば、先の真剣な２時間の内観に対するねぎらいと、次の２時間に対する励ましが、一礼に込められている。クライエントも真剣になり、面接者も真剣になる、という意味が凝縮された一礼だと思う。

　これは内観療法だけのことではなく、精神療法全般に共通しているものである。精神療法は、患者が自分で何とかしようとする作業を、治療者がサポートするもの、患者が真剣に悩むことを、側面から支えるものである。その作業は決して楽なものではない。その作業をする患者に、深く一礼するのは、修行している僧侶に一礼するのと同様である。

　それは統合失調症などの病をもちながら生きている人や、重篤な身体疾患を抱えながら生きている人の場合も同様である。不安と苦悩の中で日々を過ごすことも少なくない。病とともに生きることは、決して楽なことではない。私には、重い病を抱えて生きている人は修行僧のように見える。

　患者が自分の悩み・苦しみに真剣に向き合い、自分なりの解決を見つけていくのが精神療法であると考えると、その人への敬意、ねぎらい、励ましを込めて一礼する。私は日々の臨床の中で、その思いで一礼をしているのである。

★治療という仕事は、その主体が患者の力によってなされるものであり、治療

者はあくまでも補助である。困難への取り組みに敬意を表わす形が一礼である。

おわりに——患者に少し肩入れする

　地縁血縁によるサポートが少ない、現代の社会では、電車の切符を買いに行っても、役所で書類の発行を求めても、不要な発言でクレームを付けられたら大変だという思いからか、あるいは単に時間がないだけかもしれないが、気持ちのこもった対応を受ける機会は少ない。心理面接においては、伝統的に治療者の中立性が大切と言われる。たしかに、患者の背景に地域共同体がしっかりと存在した時代には、中立性が強調されたことも理解できる。しかし、現代ほど、人も家族も人との繋がりが少なく、孤独に生きている時代において、治療者の中立性は必要なのだろうか。私は今大切なのは、一昔前の学校の先生や近所のおじさん・おばさんというくらいの距離の関係ではないかと思う。それは、中立的というよりは、その人にいくらか身を寄せるような立ち位置である。

　私は、「よく来てくださいましたね」と来院をねぎらい、「大変だったね。しんどかったでしょ」「よくここまで頑張ってきたね」などという気持ちを汲む言葉を、早めにつかうことが多い。それは治療者・患者関係をいくらか変えるマイナスの影響もあるかもしれない。だが診察は、治療者にとっては日常的なものであるが、その人にとってはこれから何が起こるのかわからない非日常的なものである。そのような出会いの際に、治療者にはいくらかその人に肩入れするという姿勢が求められているのではないかと、私は思い、そのように振る舞っている。冷静ではあるけれど親身な第三者という治療者の姿勢が求められているのではないかと思う。

第2章

問診の進め方

1 問診以前の留意点

(1) 誰が、何を問題と捉え、何の目的で、受診を勧めたのか

　受診は、本人の意思か。そうではなくて、家族の希望であれば、配偶者か親か祖父母かなどを知る。時には、職場の上司や学校の教師に勧められてなどという場合もある。

　そして、受診について、本人が納得しているか、家族は納得しているか、また本人と家族は、どのように受診を捉えているのか、なども大切である。

　たとえば、本人の「病気かもしれないので診てほしい」が主訴だと思われたが、よく話を聴くと、「上司から『おまえは頭がおかしいから精神科で診てもらえ』と言われたので、嫌々ながら来たんです」などということがわかる場合があったりする。

★誰が、何を問題と捉え、何を目的として、精神科受診を勧めたのかが明確になると、誰が何に困っているのかがわかる。また、問題が立体的に見えてくる。

---

(2) 受診にまつわる気持ち

　精神科は、以前よりは受診しやすくなっているものの、程度の差はあれ、その敷居はまだ高い。「気が狂っている」「頭がおかしい」というような精神

障害への誤解と偏見だけでなく、「変な人と思われるのではないか」という不安や「社会から脱落してしまうのではないか」という恐怖を抱いている場合もある。

逆に一部の若い人はインターネットなどを介して、精神科や薬物への好奇心をもっている場合もある。また精神科医がすべてを解決してくれるという過度の期待を抱いてやってくる患者と家族もいる。

このような誤解や偏見、不安や恐怖、期待や好奇心などについても、問診のいずれかの時点で、把握する必要がある。逆に、精神医療の敷居が以前より低くなったことにより、自覚や動機のうすい受診や精神疾患と診断するかどうか判断に迷う受診も増えているので、注意が必要である。

(3) 本人の意思を尊重する

たとえば、強い拒否や怒りの気持ちが伝わってくる人の場合は、受診経緯を知り、不本意さをねぎらうことからはじめる。「大変だったですね」とねぎらい、「今日は自分から来ようと思ったのですか？ それとも誰かに言われて？」などと尋ね、もしそうだったら、「それじゃ、あまり話す気分になれませんね」などと話し、不本意さを汲みとりねぎらう必要がある。そのうえで「よかったら、どうしてそんなことになったか、教えてもらえませんか？」と尋ねてみる。

急性の精神病状態などで、当事者である本人の意思よりも、治療や保護が優先されるという場合を除き、基本的には本人の意思を尊重する。「何か話してくれてもよいし、今日はこれで終わりにしてもいい」と話し、本人の様子を見て、引くタイミングをはかる必要もある。もちろん、本人が「帰る」と言う場合には、「何か相談したいと思ったら、また改めて相談においでください」と話したほうがよい。精神科通院を強く誘うと、時には「二度と精神科には来ない」という強い拒否を生むことがある。受診には、本人にも家族にも適切な時機というものがあり、精神科医はその時機を待たなければならないことが多い。

★周囲の人のための治療ではなく、本人のための治療と感じられることが大切である。

(4) 待ち時間について考える

　診察前に、診察を待つ間のことについても考えておかなければならない。待っている様子などは受付の人などに尋ねておくとよい。待っている間にも、不安や焦燥が著しく、じっと座っていられなかったり、たびたび受付に診察時間を確かめにくるような場合には、診察の開始時間の目安とその間の待ち方について、本人と家族に伝える必要がある。待ち時間が患者を混乱させ、問診が困難になる場合があるので留意する。特に自閉症スペクトラムの人は、いつ診察がはじまるかという目安や見通しが立たないことが不安と緊張を高めやすく、待っている間に不調になってしまうので注意を要する。

　問診票を書いてもらったり、「少し待てるかどうか」を尋ねるだけでも、いくらかゆとりが生まれ、安心して待つことができる。

　待っている間に、診察での治療者との問答を想像しながら、自分の考えをまとめている人もいるし、考えているうちに考えがまとまらなくなる人もいる。毎日が不安と緊張の連続である人は、待ち時間が一番ほっとした安心できる時間となる場合もある。

　診察室での言動には、待合室で考えていたことや待ち時間の長さが影響していることが少なくない。

　また、意識障害が疑われるときや極度のやせ状態のときなど、身体の問題が関与している可能性が高い場合は、短く話を聞いたうえで、すぐに、採血、脳波などの諸検査などを行ない、結果によっては他科紹介を考慮しながら、診察する必要がある。

2　問診を始める

(1)　最初の挨拶

時間的にゆとりがあれば、診察医自身が呼び入れ、待っているその瞬間の表情と雰囲気、入室時から席に座るまでの様子を観察しておく。

そしてまず、挨拶をする。すぐに本題に入るのではなく、来院の道のりや天候などの話をし、来院をねぎらう言葉を少し添えると、その後の問診がスムーズになることが多い（第1章「はじめのやりとり」を参照）。

★出会いは、挨拶とねぎらう言葉から。人と人が出会う自然な雰囲気で始める。

---

(2)　主訴を明確にする

まず、「今日は、どのようなことにお困りで、来られたのですか？」とか、(問診票や紹介状を読みながら)、例えば、不眠と書いてあれば、「眠れないということが、お困りということで、今日は来られたのですか？」などと本人に尋ねる。最初に、本人に向かって尋ねるのがとても大切で、付き添いの人に先に尋ねてはならない。

本人がはっきりと主訴を言葉で語る場合もあるが、主訴がはっきりしない場合もある。言葉が出てこないこともある。そんな場合は、「うまく言えないけど、とても苦しいんだろうか？」「あなたの頭の中には、困ったことがはっきりあるけど言えないのだろうか？」などと尋ね、困ったという自覚があるかどうかを確かめたい。

だが、明確にすることを求めすぎると、その人を追い詰めてしまうこともあるので注意を要する。「もしかしたら、職場で何か困ったことがあったのでは？」などと具体的に尋ねると、「そうじゃなくて、困っているのは家のことです」などと返事が返ってくる場合もある。

困っていることを何らかの主訴として表現できるように援助することは、治療的にも重要である。「こんな感じ？　それとも、こんな感じ？」と、しだいに主訴を明確にしていく過程で、本人が自分の言葉で表現することができるようになると、それだけでいくらか楽になることがある。

　主訴が明確になることは、苦しいことをはっきりとした「異物」として認識し対象化することであり、主訴に対して患者と治療者が一緒に対処していく、という意味で精神療法の第一歩でもある。

★主訴を明確にすることは、患者と治療者の共同作業の第一歩である。

(3) 家族や近親者の主訴を尋ねる

　「ご家族としては、今日はどのようなことが心配で、こちらに来られたのですか？」「側で見ていて、どのようなことがご心配ですか？」などと、家族の主訴を尋ねる。

　本人と家族との間に緊張が強く、別々に話を聞くという場合もあるが、できるだけ、本人と家族が同席のほうが望ましい。家族関係が分かりやすく、また、家族の間の信頼関係を保ちつつ家族関係を修復する機会となる場合もあるからである。

★本人が話している時の家族を、逆に家族が話している時の本人を、視野に入れておく。そしてそれぞれの言葉に、どのように反応しているかを見る。
★本人と家族の話を聞く中で、本人と家族の主訴のズレを把握する。その後の治療で、本人の気持ちや考え、家族の気持ちや考えを通訳して伝え、積み重なった誤解を解いていくことが大切となる。

(4) 主訴の周辺や他の症状について尋ねる

　他にもお困りのことはありませんか、と必ず尋ねる。例えば抑うつ状態で

あれば、一日のうちの変化（日内変動）、考えるスピードや内容（悲観的思考）、意欲の低下、睡眠障害、などである。患者の感じているしんどさは漠然としたものであることが多いので、うつ病の中途覚醒、自閉症スペクトラムの知覚過敏などのように、しんどさを具体的に一つひとつ明らかにしていくのである。はっきりさせることは、関節痛や筋肉痛がインフルエンザの症状と聞いて、しんどいながらも少し安心するように、漠然としたしんどさを明瞭なものとし、しんどさを和らげる働きがあるのである。症状をていねいに聞いていくことは、治療者につらさをわかってもらえたという感覚を育む働きもある。

だが、問診の焦点を当てないほうがよい症状もある。解離症状などは、尋ねれば尋ねるほど、増悪していく場合もあるので注意が必要である。

★症状をていねいに尋ねることは、患者の苦しみを理解することに繋がる。

(5) 現病歴を尋ねる

次いで、現病歴を尋ねていく。いつ頃始まったか、契機や誘因、これまでの経過、病前性格、他者評価と自己評価、などを尋ねた上で、どのような病前性格の人が、いつ頃からどのような症状が現れ、どのような経過をたどり、現在に至っているかを把握する。急性の経過か、慢性の経過か、変化が急激か緩徐か、などを判断する。比較的長い経過になると、その間に微妙な、時には大きな変動があるが、経過の記憶は曖昧なことが多い。本人と家族の双方から聞いていくと、経過がはっきりしてくることが多い。特に軽躁状態は、「元気で、調子がよかった」などと捉えられていることが多いので、見落としやすい。

(6) 主訴や現病歴を話している際の、患者の気持ちや距離感を感じとる

このあたりまで話を聞いてくると、その人が今、どのような気持ちで診察に臨んでいるか、どのような姿勢で治療者に向かおうとしているかなどが把

握できるようになる。

　例えば、自らの意志で受診をし、症状をはっきり訴えるのに、「助けてほしい感じ」を強くは感じられず、どことなく治療者と距離を取ろうとする患者がいる。逆に、治療者にすがりつくように距離を詰めてくる患者もいる。また、距離が非常に近いのに、本人としては距離を詰めている自覚がまったくない患者もいる。

　問いに対して、瞬時に返事が返ってくるかどうか、問いを聞いて理解しているどうか、問いとは関係のない返事が返ってくることはないか、などに注意する。特に、話を聞かず、考える「間」がなく、瞬時に返事が返ってくる人は、日常生活においても衝動的な行動を起こす傾向がある。

　問いに対して返事が返ってこない場合には、さまざまな場合がある。返事の言葉に迷っている場合もあるし、考えをまとめられない場合もあるし、言葉にするのが恐い時もある。拒絶されていると把えやすいが、不安や緊張のためである場合が多い。いずれにしても、言葉にするようにプレッシャーをかけ過ぎないことが大切である。「今は、うまく言葉にできないようですね」などと言うにとどめ、深追いしないほうがよい場合が多い。

　治療者にいろいろと尋ねられても、自分の感情や考えを述べることができず、「治療者の顔色を見る」「治療者に気に入られる返事をしようとする」ばかりの患者もいる。その場合、それに気づいていないと、治療者が知らず知らずに誘導尋問をしたことになり、患者は思ってもいないことなのに、「そうです」と答えてしまっている場合がある。

　問いに対する答えに微妙なズレを感じたら、問いの聞き取りや理解の苦手さを、返事がまとまらなくなる場合には、問いや話の最初の部分を忘れてしまう可能性などを考える。また、治療者と患者の言葉のやりとりがぎくしゃくしやすく、時には同時に話し出してしまうような場合には、双方向のやりとりの苦手さを考える。

　ある自閉症スペクトラムの人は、診察の終わりに「次はいつにしましょうか？」と尋ねると、返事が返ってこないので、何か予定があるのかな、と思っていたが、尋ねてみると「いつも治療者に合わせたいと思っているが、治

療者が、早く来て欲しいと思っているのか、それとも時間をあけて来て欲しいと思っているのかが分からず、困ってしまう」ということであった。

(7) 家族歴、既往歴、発達歴、生活歴について尋ねる

　家族歴は、できれば本人の話と家族の話をともに聞いておきたい。遺伝的な負因といった問題だけでなく、たとえば家族メンバーについて尋ねれば、その答え方に必ず家族関係が表れてくる。唐突には触れにくい家族内の微妙な問題を、このときに聞いておくのも工夫のひとつである。

　自殺などの家族歴はなかなか話せないものである。長年、短期間の不安抑うつ状態を繰り返し頻回に入院していた初老の男性は、自分の孫が心因性疾患となった時、はじめて、自分の近い親族に複数の自殺者があることを述べた。孫が精神疾患で自殺するのではないかと心配したからであった。そしてその時はじめて、男性自身の不安抑うつ状態には、自分が何か大変なことになるのではないか、自分自身コントロールできなくなって自殺してしまいはしないか、という不安が、頻回の切迫した入院希望の理由であることがわかった。

　受診者が親で、「自分が子どもや家族を虐待しているのではないか」と心配している人は、家族歴のところで、子育ての大変さとして、「虐待みたいになってしまう」と心配をもらすことが少なくない。実はそれが本当の主訴である場合もある。どの程度のものか、そこですぐに明らかにすることは難しいことが多いが、必ず心に留めておく必要がある。

　既往歴については、継続的に医療にかかっていた場合には、病名や治療期間だけでなく、その身体疾患が生活に与えた影響も知っておきたい。

　発達歴を尋ねるときは、少なくとも妊娠中や分娩時のエピソード、運動や言語の発達、睡眠覚醒リズム、乳幼児期の気質的な特徴、多動や好奇心、人見知りなどについて尋ねておく必要がある。発達障害の場合に生育歴が大切なのはもちろんであるが、たとえ青年期・成人期の場合でも、発達歴が重要なのは言うまでもない。

　生活歴では、児童・思春期の場合は、主たる養育者、同居者、引越しや転

校、他児との交流や保育園・幼稚園・学校などでの様子などを尋ねる。青年期以降になると、学歴、職歴をはじめ、学校や職場での対人関係や、部活やサークル、そして趣味や習い事などについて尋ねる。特に、好きなこと得意なことを尋ねることから、理解と支援のヒントを見出すことは少なくない。

　いずれも時系列順に話される訳ではなく、思い出した順に話されるのが普通である。順序だって話すことを求めるのではなく、治療者の頭の中で、出来事やエピソードを、時系列に並べていくように聞くのがよい。

(8) 症状や経過についての本人や家族の理解と対処

　症状や経過について本人や家族はどのように考え、理解しているかを尋ねる。たとえば原因として「××のせいだと思う」というものがあるのかどうか、「こうしておけば良かった」と思っていることがあるとか、などについて、本人と家族のおのおのが、どのように感じ、考えているかを語ってもらえるとよい。そのうえで、症状や経過に対して、本人や家族がどのように対処してきたのかも尋ねたい。それによって、「○○さんに相談したら、根性が足りないと言われたので、とにかく頑張ってみた」「水子の祟りだと言われたので、高価な壺を買ったんですけど」など、さまざまなことが語られることが少なくない。

　★人は皆、それぞれのストーリーの中に生きており、治療の説明がそのストーリーとあまりにも乖離すると、本人と家族に受け入れがたいものとなる。

3　症状によって、問診は異なってくる

(1) 幻覚・妄想を尋ねる——遠くから近くへ

　妄想や幻覚などの自分では精神症状と捉えられないもののときは、症状から遠いものから近いものへ、周辺から中心へと尋ねていくのが原則である。まず、患者は自覚していないが「困っているであろうこと」、遠いこと、例

33

えば、睡眠や食欲などの身体症状、体調などから尋ねる。精神疾患の場合、睡眠や食欲のどちらかにあるいは両方に影響を受けることが多く、意外とすぐに「眠れないのには、困っているのです」と述べることもある。「それは大変ですね。寝つくのに時間がかかる？　眠りが浅い？　頭の中がさえた感じ？」などと尋ね、「睡眠不足だと疲れがとれないから、身体がまいってしまいますよね」などと話す。そこから、身体の疲労感、倦怠感の話題になる場合もある。

　幻覚・妄想などが疑われる場合は、「疲れていると、誰でも、物音や話し声に敏感になったりするものだけど、そんなことはありませんか？」と尋ねる。そうすると案外、物音や人の話し声が気になると肯定する人は少なくない。そこで「いろいろな音が耳に響いてよく聞こえるというというのはとても苦しいでしょう……？」と聴覚過敏、知覚過敏について話すと、「そうなんです。いつも音が気になって苦しいんです」などと述べることがある。知覚過敏は共通の話題となりやすい。

　そこで「とてもつらく、怖いでしょうね。どうしたらよいかわからないし……」などと、その人のつらさと苦しみについて触れ、「少しでも楽に暮らしたいですね」と、これから先の目標を話す。そして「このままでは、あなたは激しいストレスで倒れてしまう。これを何とか防がないといけませんね。まず、よく眠って『神経』を休めましょう。少し休めるように、薬を飲んでみませんか」などと提案する。

　さらに必要であれば、「外の景色を見ていてもピンとこなかったり、ガラス越しに見ているような感じがすることはないですか？」と離人症状について尋ねたり、「不思議だけれど、誰かから、ロボットみたいに操られているような感じがすることはないですか？」と作為体験や自我障害などについて尋ねたりする（中井久夫、星野弘）。

　★幻覚や妄想が疑われる時は、遠くから近くへ、周辺から中心へと尋ね、少しずつ困ったところを探し、少しでも楽になるための助言や提案をする。

(2) 強迫症状を尋ねる

　強迫症状などを尋ねる際は、強迫観念の内容について、たとえば不潔恐怖であれば、何を汚いと感じているのか、汚いと感じたらどうしているのか、手を洗う回数と時間はどのくらいか、それをしないとどのような悪いことが起こると感じているのか、自分の心配していることや確認行為を、「そんなにする必要はない」不合理なものと感じているのかなどを、具体的に尋ねる必要がある。

　そして強迫行為というものにかける時間と労力の多さと、日常生活にどの程度、支障をきたしているかを把握し、その大変さを理解し伝え返す必要がある。強迫症状にまつわる不都合を丁寧に理解することは、強迫症状を、異物化、対象化する作業でもあり、「治して楽に過ごしたい」という治療意欲を強めるものとなる。

(3) 発達障害の症状を尋ねる

　「友だちと話すのは得意？　苦手？」「友だちと遊ぶのと、一人で遊ぶのでは？」「自分から友だちに話しかけていくほうですか？　それとも、友だちが話しかけてくるのを待っているほうですか？」などと、社会性やコミュニケーションについて尋ねる。その際、「友だちと遊びたいなとか、皆と仲良くできたらいいなと思いますか？」などと尋ねる。友だちを求める気持ちは、意識されているかどうかは別として、大なり小なり、認められることが多く、その気持ちに気づいておくことが大切となる。

　小学校高学年以降だと、「学校や職場で友だちが話しているのが気になることはないですか」など関係念慮、注察感などを尋ねる。関係念慮などを認めたら、それが学校や職場の中だけかどうか、場面や時間や対象について尋ねる。

　ついで、「休み時間に友だち（同僚）と話していて、皆が笑っているのに、何がおかしいのか、わかりにくいときはないですか？」「皆が話しているときに、話がよくわからないことがどのくらいありますか」などと尋ねてみる。「友だちの気持ちや考えがわかりにくいことはないですか？」「場違いなこと

をして困ったなと思うことはないですか？」などと尋ねることもある。人の心理や暗黙のルールをどのくらい理解できるか、人と自分の間にどの程度、違和感を感じているかなどを把握する。

　また、「これでないとダメというような、好きなものとか、こだわっているものはないですか？」「急に予定が変更になったときに、パニックになることはないですか」などと尋ねる。このような質問は、本人だけで答えることが難しいことが多く、家族の話も参考にしながら話を聞く。

　物音や話し声への知覚過敏や、「一度に二つ以上のことを尋ねられたら、頭がこんがらがることはないですか？」などと情報処理について尋ねたり、「小さいことがとても気になって、頭にこびりついたようになることはないですか？」など、こだわりや切り替えの困難などについても尋ねる。忘れ物や片付けなども、尋ねておくと参考になる。

　問診の語調に、変化や強弱がありすぎると、理解しくいことがあり、できるだけ聞き取りやすいように、くっきりと、むしろ単調なくらいに話すように心がける。

4　問診を終える

(1)　頭の中で病歴を整理する

　生活歴・病歴全体をその人の人生の記録として眺めつつ、空白や矛盾を探し出し、それを補う情報を増やすことで、生活歴・病歴という形をとった人物像が浮かび上がってくる。

　初診の時にどこまで生活歴・病歴の緻密さを求めるかは、診断の結論が急がれるかどうかにも左右されるし、本人や家族の治療に対する心の準備具合にもよる。完璧な病歴を初診で聴取することは、実際には難しいと考えておくべきである。むしろ疑問点を整理して残しておくことが大切である。もちろん緊急性の高い問題についての疑問点は残すべきではないし、どちらか一方に決めた場合にはリスクが高くなるような疑問点はむしろ結論を急ぐべきではない。

病歴をまとめるときに必要な視点として最も重要なのは、やはり時間軸に沿った見方である。絵巻物のように、時間の流れのなかでエピソードが位置づけられるようにまとめたい。絵巻物のようになった病歴を眺めると、発達の問題ならば臨床的な所見がしだいに集約していく過程を見ることができる。情緒反応的な問題ならばその屈曲点を確認することはもちろん、その前後での適応の落差にも大きな意味がある。

　★初診時に患者は重要なことを語っているが、診察医はそれに気づいていないことが多々ある。初診時の会話を丁寧に記録しておき、診療が行き詰まったときに見直すと、思わぬヒントが見つかることがある。後になってその意味がわかる「一言」というものもある。

---

(2) 説明をする

　まず、治療や援助が必要かどうかの判断が重要である。治療や援助は無前提によいものではない。それどころか不用意な治療や援助は、医原的な精神症状や境界パーソナリティ障害様の症状をつくることがある。治療者は、それまでの面接の中で、本人自身の成長する力と自分で解決する力、そして本人をとり巻く環境の持つ力を評価し、治療や援助をしない場合の自然経過を予測する必要がある。治療者が治療や援助をしたほうがしないよりもよいと判断しない限り、治療や援助は行なうべきではない。当たり前のことなのだが、現実にはなかなか難しい判断である。

　引き受ける場合でも引き受けない場合でも、本人と家族に説明が必要となる。現在、本人と親が困っていることについての診断を含めた理解を説明し、それに対しての治療や支援を含めた具体的な助言をする。

(3) 問診の終わり際に、大切なことがしばしば語られる

　「それでは、今日はこれで、終わりにしましょう」と問診を終了した後、「でも、苦労しましたね」とか「よく頑張ってこられましたね」などと、一

言二言、何気ない会話を交わしていると、そこから思いがけない話が出てくることがある。診察が終了したという安心感で緊張が少し緩み、「こんなことは先生に話してもどうしようもないのだけれど、今、別れ話が出ていて、大変。話しだすと喧嘩になって、とても家におれないのです」などと、一番の心因と思われることを話すことがある。「困っている」とか「悩んでいる」と認めたくないという心理は大なり小なり認められるが、診察が終わり、退室する準備をするときに緩み、ポツリと語られるのである。

その際は、改めて問診をはじめるのではなく、何気ない会話の雰囲気を大切にして、いくらか不自然でない程度に話を続けて、終了するくらいがよい。別れ際は、問診だけでなく、診療においても重要なものである。

終わり際は、診察医との別れでもある。外来の受診数が多く、時間に追われるように診察をしていたある日、ある不安定な患者の診察を終え、患者が席を立ち退室しはじめたときのことであった。いつもよりもほんの少し早く次の患者のカルテを手にし、目を落とした瞬間に患者は駆け出し、エレベーターに向かい、屋上に上がり、飛び降りようとした。別れが苦手な人は、その退室をしっかりと見送る必要があることを痛感した。退室時に目を合わせることも重要である。出会いと別れは、重要なポイントで、きちんとした出会いと別れを心がけることが大切となる。

5　問診の際の留意点

(1) 話したくないことは話さなくてよいことを保障する

情報を得るという面から考えればできるだけ詳しく尋ねることがいいように感じられるが、あまりに質問が探索的だと受けとられた場合、相手に必要以上の不自然な構えを引き出して、情報の正確さや治療関係の構築に支障を来す危険がある。相手が子どもであっても大人であっても、病歴は患者と治療者の関心が重なっていく自然な流れを重視して聞くべきである。

問診の技術とは、患者の話したくないことを話させる技術ではない。患者の内的な（心的な）世界や体験を少しずつ知るなかで、その人のおかれてい

る心的な現実世界のつらさや苦しみを理解していく過程なのである。医師のほうに、その人の気持ちのつらさへの畏敬の念や配慮がなければ、警察や司法機関の事情聴取に近いものになってしまう。心にそっとしまわれている秘密や気持ちや考えは、その人にとって大切なものである。不用意に聞き出して混乱することは少なくない。

「話しにくいことは話さなくてもよい」ということを、最初に話しておくことは大切である。話そうかどうか迷う時は、思いきって話すように勧めるか、迷う時には話さないように勧めるか、慎重に考える必要がある。

(2) **楽しいことやほっとできる時を尋ねる**

面接を終える前に、楽しいと感じられることやほっとできる時間について尋ねる。多くの人は楽しいこともほっとすることもないというのだが、24時間、不安と緊張にさらされているという人は稀であり（もし、そうだとすればかなり重い疾患を疑う必要がある）、話しているうちに、「ほっとする隙間」のような時間のあるのがわかることが多い。それが、どのような時間なのかを確かめておく。その隙間のような時間の中にその人の元気になった姿が一瞬、見えてくることがある。

(3) **観察する**

問診において、重要なものの一つは観察である。語調、表情、呼吸、発汗、姿勢、筋肉の緊張などから、心身の不安・緊張度を知る。言葉で語られること（言語的表出）と身体で示されるもの（非言語的表出）の一致・不一致に、また、本人の話すことと家族の話すことの一致・不一致について、絶えずどこかでセンサーを働かせておく。そして、不一致やズレが認められたところには、「おかしいな。なぜだろう」という疑問符をつけておく。

表情や話しぶり、しぐさや服装などから、年齢相応か、過度に不安緊張が強くないか、逆に弱くないか、などを観察する。診察を進めていくなかで、言葉や状況への理解、大人あるいは他人に対する緊張や親密度なども同時に観察する。多動や注意の障害は身体診察時だけでなく、入室直後、診察に慣

れた時期、少し状況に飽きてきた時期など複数の時期について観察し評価する。なお教科書的には矛盾する所見が得られる場合がある。これも非常に意味のある所見なので、あわてたり、不思議がったりしない。それまでと違う聞き方をするとバイアスをもたらすことがある。しつこく所見を取り直すなどは断じて無用である。

(4) 問診は、精神療法でもある

つらい症状や体験を聞いた時は、これは苦しい体験であるということを本人に伝え、確認することが重要である。精神症状というものは、その人自身は「つらい」とはなかなか感じにくいもので、「つらい」と言っていいのかどうかわからないと感じていることが多いものである。自分が考えすぎているのではないか、自分が弱いからではないか、他の人はこの程度では「つらい」とは感じないのではないか、などと考えてしまいやすい。問診をするとは、その人の「つらさ」を妥当なものとして認定するという意味をも持つものである。そのうえで、「つらさ」に対して、「苦しいでしょう」と言葉を添えることは、身体の傷口を消毒し、包帯を巻くようなもので、心への手当である。

問診は、身体医療に例えれば、手術のようなものである。症状を尋ねる、心因を尋ねる、ということは、「患部を切開する」ような行為である。尋ねれば、患部から新たな出血が、すなわち心が痛み、動揺する。慎重な手術と同様で、問診という切開は、丁寧な止血とともに進めていかなければならない。特に秘められていた心因が語られた時は、それは大きな出血を伴っていると考える必要がある。話された内容をきちんと受けとめることも大切であるが、「話してつらくなることもありますが、大丈夫ですか」などと、「話した後の患者の気持ち」に配慮する必要がある。

★手術と同様に、不必要な切開をしていないか、止血は充分にできているかといつも考える。

参考文献

土居健郎『方法としての面接』医学書院、1977年、新訂版、1992年
笠原　嘉『精神科における予診・初診・初期治療』星和書店、2007年
中井久夫『精神科治療の覚書』日本評論社、1982年、新版、2014年
神田橋條治『追補　精神科診断面接のコツ』岩崎学術出版社、1995年
成田善弘『精神療法の第一歩　新訂増補』金剛出版、2007年
星野　弘『分裂病を耕す』星和書店、1996年
青木省三『精神科臨床ノート』日本評論社、2007年

第3章

経過を読む

1 どのような時間単位で変化するか

(1) 1日の中で変化する

　ある自閉症スペクトラムの人に、気分の変化を図に描いてもらうと、1日の中で、線が上に行ったり下に行ったりを頻繁に繰り返す、ギザギザとしたものであった。それは、細部にとらわれ全体を捉えることが苦手で、気分を大きく捉えることができず、細部をきわめて敏感に捉えているからだとわかった。

　注意の集中やこだわりは、心身の不調や心配事などの具体的なものに向かいやすく、たとえば、便秘や不眠へのこだわりとなって現れたりする。

　感覚に注意が集中していると、些細な変化を身体の異常と捉え、心気的となることがある。本来であれば、閾値下の身体の動揺をキャッチするようになる。

　朝悪く、昼から夕方にかけて改善するという、典型的なうつ病の日内変動の場合もある。

(2) 数日の単位で変化する

　双極性障害では、しばしば数日単位での抑うつや躁の変化が訴えられる。しかし、その変化は主観的には強い変化であるが、客観的には微妙なもので、周囲には気づかれないことも少なくない。このような場合も、心身の状態に対する過敏さや注意の集中が認められることがある。

職場や家庭の環境でトラブルが起こりやすい状況が続いている時にも、出来事に反応するように数日単位で症状が変化することがある。

(3) 週単位で変化する

週単位で変化する症状の場合には、学校や仕事などでの週単位で変化する環境に注意する。学校や職場に大きな負担を感じている場合は、それに合わせて、たとえば、金曜日の夜から軽快し、日曜日の昼頃から不調となり、月曜日の朝が一番しんどくなることがある。

(4) 月単位で変化する

典型的な双極性障害は、軽躁状態が2、3カ月、抑うつ状態が6カ月など、月単位で変化することが多い。抑うつ状態後の軽躁状態は、「元気になりました」とサラッと話されることが多いので、その人なりの普段の状態に戻ったのか、軽躁状態なのかを確かめる。

また、1カ月単位で変動する精神症状の場合は、性周期の影響などについて考える。時には、月命日に反応しているような場合もある。

(5) 季節単位で変化する

冬季うつ病など、季節性に変化している精神症状は少なくない。本人が好きだと思う季節と、苦手と思う季節を尋ねておくと参考になる。「いつもこの時期は悪いんです」と話す場合、具体的に何が負荷になっているかを知る必要がある。たとえば、私の住む地方であると、冬から春という季節の移行にうまく心身が適応できない場合、初夏から梅雨にかけて庭や畑の雑草が勢い良く生え草取りが追いつかなくなる場合（これを「草取りうつ病」と私は呼び、「草取り厳禁」と標語のように繰り返し話している）、盆や正月の子どもや親族の帰省に伴って張り切りそして疲れる場合、逆に盆や正月の賑やかな雰囲気の中で孤独を感じる場合など、さまざまなものがある。

(6) 年単位で変化する

　毎年、同時期に精神症状が増悪する場合は、命日反応や記念日現象の可能性を考えてみる。

　小・中学生の場合、新しい学年ごとに、不調になったり元気になったりして、その結果、1年間不登校になったりすることがある。こんな場合、教室の雰囲気、担任教師との相性などが関係していることがある。年度ごとに配置転換がある職場でも、同様に職場環境の影響を受け、年単位で精神症状が変動することがある。自閉症スペクトラムの人は、担任や上司の影響を受けやすく、不登校や欠勤などの反応が起こりやすい。

(7) 数年単位で変化する

　幼小児期から、無口で無表情な数年と、笑顔が出る活発な数年がゆっくりと交代している人に出会ったことがある。いくつかの誘因となる出来事はあったが、いずれも数年間という単位で長かった。同様に、小学校の低学年に数年間の不登校の時期があり、その後、高校・大学と進学し、就職後、数年間のひきこもりをし、その後、元気に働きはじめた人もいた。双極性障害というには長期間で、不自然な人生の「うねり」のような変動を認めることがある。

(8) 急激に変化する

　自閉症スペクトラム傾向をもつ人の変化は、発症も改善も急激で極端であることが多い。変化がゆっくりとなめらかなものではなく、ぎこちないものとなりやすい。白か黒か、100か0か、という思考パターンなどを反映しているのであろう（表1）。

2　生活史を読む

　脳と精神と環境の相互作用の中で、人は「今」を生き、それはやがて生活史という軌跡を形作る。持って生まれた脳と、その時々の職場や家庭の環境

第3章　経過を読む

表1

＊1日の中で変化する
　・感覚が鋭敏になっているのではないか
　・細部へのとらわれはないか
　・典型的うつ病の日内変動
　・不登校や出社恐怖などの日内変動
＊日単位で変化する
　・急速交代型
　・不安定な環境
＊週単位で変化する
　・双極性障害
　・学校や職場の影響
＊月単位で変化する
　・季節性
　・双極性障害
　・月経周期
＊年単位で変化する
　・新学期・配置転換
　・命日反応や記念日現象
＊急激に変化する
　・自閉症スペクトラム
　・非定型精神病

の中で、人はその人なりの姿勢で（能動的に・受身的に、自覚的に・無自覚に）生きていく。その中で形づくられる生活史を理解することがとても大切となる。

〔**症例1**〕転職を繰り返す40代後半の女性
　主治医の前でリストカットをしようとたり、過呼吸症状などを起こし、演技的で、操作的に見える40代後半の女性がいた。依存的・自己中心的な性格

45

の女性で、日常生活のストレスの負荷に対処できず反応性に抑うつ状態（適応障害）に陥っているように見えた。

しかし、この5、6年の間に女性は、半年から1年程で3回職を変わっていた。それだけでなく、不思議に思ったのは、その三つの職が、かなり違った職種であることであった。最初は、販売会社の営業職、次いでタクシー運転手、最後はコンピュータ関係の仕事であった。職種の異なる仕事に勤める気持ちになることや、その時点では女性の意欲や好印象が採用の理由になっているであろうと想像したので、双極性障害様の波があるのではないかと考えた。

女性に「仕事を始める時は、前向きになって頑張ろうという気持ちで、面接を受け、採用され、数カ月はハイテンションで頑張るが、やがて疲れが出て、元気がなくなり働けなくなるのではないか」と尋ねてみた。女性は、「たしかに元気が出てきて、動きたくなって、張り切って挑戦しようという気持ちになるのだが、数カ月すると突然エネルギーが切れたように元気が出なくなり、仕事に行けなくなってやめてしまう」と応えた。

抑うつ状態での入院時、女性は、「不眠の時には、この薬がないといけない」「○○でないといけない」とこだわりが強く、自分の望んだ薬や入院期間の延長などの要求が通るまで、執拗に要求し続け、スタッフが根を上げるような状態であった。まさに、わがままで自己中心的な性格のように見えた。だが、このわがままは自閉症スペクトラムのこだわりと捉えることはできないかと、女性の言動を見直してみた。すると、女性には多くのこだわりや決め事があり、「薬は○○」「食事は○○時、内容は××」と決めていることがわかった。また、一見、社会性やコミュニケーションの障害は認められないように見えたが、営業職もタクシーも人間関係がうまくもてず、短期間のうちに行き詰まってしまっていたということもわかった。自閉症スペクトラムを疑った時（あくまでも疑いである）、初めて女性の言動がより納得でき、女性のこだわりを尊重し、予定やスケジュールを定め、見通しをもった生活を送れるように支援することができたのである。

スタッフも依存的、自己中心的という視点で女性をみることから、こだわ

りが強く社会で生きていくのが不器用な人と把えることで、より女性にあった治療や看護をすることができた。

　女性は自閉症スペクトラムをもち、これまで仕事や家庭生活が長続きせず、苦労しながら生きてきた。40代に入り、生活が追い詰められ、就職が難しくなるとともに、頑張ろうという気持ちは軽躁状態をもたらすようになった。というか、軽躁状態でないと就職できないところまで追い込まれたのではないかと想像した。

　成人の診療をするとき、しばしば転職をしている人に出会うことが少なくない。転職を多い生活史から、どのような可能性を考えたらよいのだろうか。

①統合失調症の初期・前駆期で、軽微な被害念慮・被害妄想が認められる時に、数カ月で転職を繰り返す場合がある。仕事を辞めた理由を尋ねると、「職場でイジメのようなものがあって辞めました」「職場に意地の悪い人がいて辞めました」などの返事が返ってくることが多い。
②双極性障害、特に軽躁状態の時には、新しい仕事に興味を持ち、就職面接を受けると、好印象を持たれ採用されることが多いが、やがて軽うつ状態に陥り働けなくなって退職することがある。軽躁・軽うつの波に応じて転職を繰り返すことになりやすい。仕事を辞めた理由を尋ねると「新しい職場で頑張ろうと思ったのですが、頑張りすぎて、疲れが出てやめてしまったのです」などの返事が返ってくることが多い。

　　特に、仕事の内容が大きく変わっている転職や、遠く離れた土地への転職の場合には、軽躁状態ほどのエネルギーを必要とすることが多く、双極性障害が疑われることが多い。このような場合には、自分としては「心機一転、頑張ろう」という気持ちなのだが、他人から見ると軽躁状態ということが少なくない。この自他の認識のギャップに気付いておくことは大切である。
③注意欠如・多動傾向がある時は、興味や関心が移りやすく、また衝動性も高いため、転職が多くなりやすい。また、対人的なトラブルも起こり

やすい。飛び出るような形での転職を繰り返す場合は、注意欠如・多動傾向を念頭に置く必要がある（成人になっても衝動性の強い注意欠如・多動傾向をもつ人は、犯罪や事故、物質依存やアルコール依存などで、精神科医との関わりが出てくることが多いように思う）。

④軽い自閉症スペクトラムの人も、同様に転職を繰り返すことがある。就職した当初の新人期間はよいが、やがて「仕事の物覚えが悪い」「要領が悪い」「もっと早く仕事をして」などと応用やスピードを求められ、繰り返し「叱責や注意」をされてやめるということが多い。また、自閉症スペクトラムをもつ人は、その会社の同僚や上司に馴染むのに時間がかかり、職場内で孤立感を抱きやすく、時には「皆に意地悪をされて」などの被害念慮や妄想に発展しそれが仕事をやめる原因となることもある。この場合でも実際に、上司や同僚に厳しく接せられていることは少なくない。

　生活史を聞いていると、人生の軌跡が、人生のさまざまな時点で不思議な展開や屈曲をする場合がある。その展開点や屈曲点に気付き、その背景にあるものについて考えることが大切となる。

3　経過の中に位置づける

　病には経過がある。統合失調症の発病や回復について、その経過を詳細に明らかにし、その時点時点での治療や援助について中井久夫（『精神科治療の覚書』ほか）は詳細に記している。精神医学は中井久夫によってはじめて、回復に至る道筋、地図を手に入れることができた。

　このような先達の地図を基にしながらも、私たちは自分の経験を加えながら、一人ひとりに応じた回復の地図を描く必要がある。この一人ひとりに応じた回復の地図は、回復の途上で起こってくる出来事などによって、絶えず修正・更新していかなければならないものである。

　私は単純ではあるが、少なくとも図1のように、

第3章　経過を読む

全体の経過の中の位置を知る
エピソード・増悪のどこか？

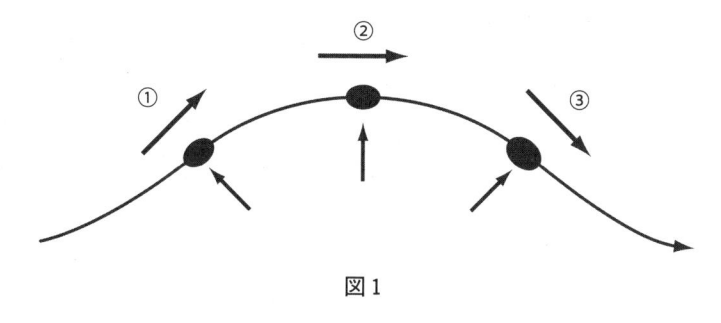

図1

① 症状が増悪する時期
② 同じ程度の状態が続く時期
③ 症状が軽快してくる時期

の三つに分け、今がどの時期かを把握するようにしている。長い時間単位での全体の経過としても、この三つの時期のどれかを考える必要があるし、短い時間単位でも、たとえば、前回の受診と今回の受診とを比べて、増悪か、不変か、軽快かと考えることも大切である。これを登山にたとえると、登っているのか、下っているのか？　下っている中の小さな登り下りが続く時期なのか、などと考え、現在の状態をいつも、全体の経過の中に位置づけることが大切である。

　例えば、抑うつ状態で受診した人には、「一番、しんどかったのは？」とか「今が一番苦しいですか？」などと尋ねることが多い。半年前から、抑うつ状態となり、2、3カ月前が一番にしんどかったと話す人には、「抑うつ状態は自然に回復してきているように思われる。この場合には、①抑うつ状態はしんどいものなので薬を飲むというやり方と、②自然に回復してきている経過なので、その力に任せて、薬を飲まずに経過をみるというやり方もある」と説明することがある。少なくとも、初診時に抗うつ薬を処方するのではなく、2、3回の受診後に話し合って薬を飲むかどうかを決めることが少なくない。素朴な疑問であるが、改善しつつある抑うつ状態の人に、抗うつ薬を投与する必要があるだろうか。現在の苦痛の程度と、その人の希望にも

49

全体の経過の中の位置を知る

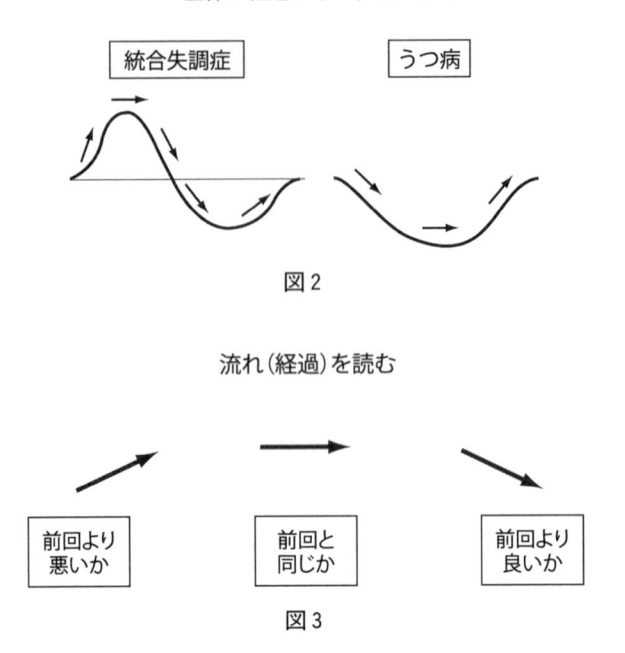

統合失調症　　うつ病

図2

流れ(経過)を読む

| 前回より悪いか | 前回と同じか | 前回より良いか |

図3

よるが、私は処方しないことが多い（図2・図3）。

4 ポイントをつないで、理解を深める

　得られた情報の中から形作られる理解は、あくまでもその時点の仮説である。だから、情報が増えるたびに、仮説は変わっていくものであり、また、変わらなければならなければならないものである。情報の中でも特に役に立つのは、その人らしさや特徴を現わすものである。たくさんの情報の中から、大切な情報（ポイント）を選び出し、それらをつなぎ全体像を描くことが、仮説を立てるということである。

〔症例2〕職場で幻覚妄想が出現するようになった20代男性
「職場に行くと、人が自分の悪口を言っているような気がする。実際に自

分を叱る声が聞こえてくる」と男性が母親とともに受診してきた。工業高校で設計を勉強し、卒業後、部品製作会社に就職。依頼された部品の設計図を、コンピュータを使って設計することになった（ポイント①）。

　ところが、会社に入社後、仕事面では困らなかったが、会社の中に派閥があり、その派閥の中でうまくやっていけず、同僚から「誰にでもよい顔をする」と厳しく責められるようになった（ポイント②）。その頃から、同僚の些細な言動を「自分を責めているのではないか」と敏感に感じるようになり、やがて一人で仕事をしていても「あいつはダメだ」などと声が聞こえるようになったという（ポイント③）。毎日職場に行くのが苦痛で、何とか行っているが、職場でも仕事が手につかなくなった。以上のような経過を、男性は無表情に淡々と話した。ただ、職場を出ると、そのような感じはなくなるということであった。もともと口下手、口数も少なく、一人で遊ぶほうが好きだという（ポイント④）

　妄想や幻聴を認めたが、その場所が限局されていること、診察室での淡々とした話しぶりから、統合失調症の可能性は低く、反応性のものではないかと考えた。

理解その1

　この時点で、私は次のように想像した。言葉で表現することや集団に入るのは苦手だが、自分で想像し物を作ったりすることは得意な子どもで（ポイント①④）、高校までは同級生についていき、何とか困らずにやってきた。設計を勉強したところまではよかったが、会社に入社後、「オモテではニコニコと話すが、ウラではお互いを非難し足を引っ張り合う」という派閥の二面性のある関係の、ウラが読めず、どちらにもニコニコと話し、どちらとも仲良くやろうとして、『八方美人』や『コウモリ』のように誤解されて、どちらの派閥からも攻撃されるようになったのではないか（ポイント②）。しかし、彼は二面性があるということが理解できず、上司や同僚が何で怒っているのかわからず、また、いつ怒り出すかを予測できず、何気ない言動が自分を責めるように感じられ、時に叱られる声が聞こえるような気がするように

なったのではないか（ポイント③）と想像した。あくまでも仮説である。それをより精密なものにしたり、修正したり訂正したりするには、より詳細な情報が必要になる。

　母親によると、言葉の遅れはなかったが、口数は少なく、皆と一緒に遊ぶよりも一人遊びを好む子どもだったという（ポイント⑤）。だが、小中高と、いじめられたり、一人ぼっちになることはなくて、誘われて遊びに行ったりもしていたということであった（ポイント⑥）。でも、友だちにもすごく気を使うらしく、ときどき、同級生の言った一言を気にしているようなところもあった（ポイント⑦）。
　男性に、「どんなことが好きですか？」と尋ねると、パソコンで絵を描くことや、一人で電車に乗って旅行に行くことが好きだという。横から母親が、小さい頃は、自分で精密な自動車や船を作って驚いたことや、工作が好きで夏休みの宿題に精密な大作を作って学校に飾られたことがあったと付け加えた。指先はとても器用なのだという（ポイント⑧）。父親も建築関係の仕事についているが、とても器用で、家の修理や改築はほとんど一人でやってしまうということであった。

理解その2
　彼や母親の話を加えることによって、彼は空間認知がよく物作りが得意で、高校で設計を勉強し、部品会社に就職したのは、彼の得意を生かす方向での進路選択であったことがわかった（ポイント①⑧）。また、彼は決して人付き合いが得意な方ではなかったが、彼自身の素直さとよい周囲に恵まれて、高校までは大きな問題なく過ごせていた（ポイント④⑤⑥⑦）。それが、就職して派閥というオモテ・ウラの使い分けを求められる世界に入り、破綻をきたしたということがわかった。

　以上のような理解を踏まえ、彼はオモテ・ウラの使い分けを求められる場ではなく、オモテとウラが一致した場のほうが生きやすいと考えた。一人の

上司や親方がいてその人の指示に従うような場であると、彼の力が発揮できるのではないか。そういう意味では、彼の職場の規模が大きく派閥があったということが、彼の得意や良さを活かせなくさせたと考えた。

小規模な会社で面倒見のいい上司がいて、彼への指示が明確であれば、彼は力を発揮できるのではないか。配置転換や転職も含めたソーシャル・ワーク抜きに、彼の妄想や幻聴や抑うつを改善することはできない。この場合、薬はあくまでも補助的な位置づけとなる。

〔症例3〕被害妄想でトラブルとなり入院となった50代の男性
この数年間、抑うつ状態で精神科病院に通院中であった。抑うつが持続するため、抗うつ薬を増量したところ躁転した。抑制が効かなくなった。その直後、近隣の住民と喧嘩となり、その後不承不承、入院となった。双極性障害の躁状態か、薬物による躁転か判断が難しかった（ポイント①：抑うつ状態の躁転）。

入院後しばらくして少し落ち着いた時に、「何があったのか」と尋ねたところ、「2年前に、アマチュア無線を始めようとすると、電話がかかってくるようになった。誰かがアマチュア無線をやめろと言っていると感じた。誰がそのような嫌がらせをするのかと犯人を探していたら、近所の皆が、一軒の家を指さし『あそこ』と言ったので、犯人がわかった。それ以来、アマチュア無線はやめた。このたび、その人物の家に行き、『アマチュア無線を妨害するのはやめるように』と言ったら、喧嘩になって警察がきた」と言うことであった。「妻も子どもも、『そんなことはない』と言って、ワシの言うことを信用してくれなかったので、家族とも喧嘩になった」と言う（ポイント②：被害妄想）。

理解その1
抑うつ状態が抗うつ薬で躁転。双極性障害＋被害妄想？
このように理解すると、気分調整薬と抗精神病薬を処方し、躁状態と被害妄想の改善を図るという薬物療法主体の治療を考えることになる。

さらに話を聞くと次のようなことがわかった。
「アマチュア無線が趣味だったのですか？」
「そうだったんです。高校の頃、友だちに誘われて」
「ケータイはすぐに簡単に繋がるでしょ。あれがいけん。アマチュア無線は、繋がるのが大変なんです。クラシキというのも、クラブのク、ラジオのラ、新聞のシ、切手のキと言って、ギリギリの感じで、繋がる。その感じがいいんです。（無線では）何かを話すわけではないのです」（ポイント③：アマチュア無線はギリギリで人と繋がる楽しみ）
「あなたは元々、人付き合いは得意なほう？　それとも苦手？」
「あまり好きではない。高校卒業して会社に入ったけど、それがブラック企業だった。お客さんをつかまえて、飲みに行って契約をとる。でも、お客さんと飲みに行くのが嫌だった」
「忘年会とか宴会は？」
「最初は出るけど、皆が酒を注ぎに回りだしたら、すぐに帰っていた。そんなことがすごく嫌で、2年あまりでやめた。それから何カ所か勤めたけど、すぐにやめた」（ポイント④：近い距離の人間関係は苦手、そのため職場を転々）
ポイント①②③④を繋ぎ、改めて総合して考えると、

理解その2
「遠い距離で人と繋がることを好み（ポイント③）、近い距離での対人関係は苦手な人（ポイント④）が、職場や近隣のとの関係がうまくいかず、慢性の抑うつ状態（ポイント①）となっていた。それに加えて2年前から対人関係の敏感さとその緊張が昂じ、被害妄想を抱くまでになっていた（ポイント②）。抑うつのため被害妄想は目立たなかったが、抗うつ薬で躁転し抑制がとれた時、被害妄想は攻撃行動となって現われ、現実的なトラブルとなったと考えた。しかし、同時に男性は人の言動に敏感で被害的になりやすいが、趣味のアマチュア無線などから、何らかの形での人との繋がりを求めているとも考えた。

このように理解すると、薬物療法だけでは、この男性の社会復帰は困難であると考えられる。安易に、近い対人関係を求めると抑うつ状態が再現するであろう。近い対人関係は家族が対応し、アマチュア無線の再開をはじめ、距離をおいて社会と繋がる環境を工夫する必要がある。薬物療法はこのような環境調整と対となってはじめて、力を発揮するものと考えた。

〔症例4〕激しい自殺企図で救急外来を受診した50代女性

激しい手首の自傷行為で50代女性が救急センターに受診となった。腱の断裂などがあり、手術後にギプス固定となった。女性は「パーソナリティ障害をもつ女性の反応性抑うつ状態」として数年間クリニックに通院中であり（ポイント①）、そのさなかに自殺企図が起こったのであった。精神状態や腱断裂の経過観察が必要なだけでなく、夫と別居中で単身生活ということであったので、本人の同意のもとに精神科入院となった。

しかし、精神科に転棟時、まったく何もなかったようにケロッとしていたのに、まず意外な印象を受けた（ポイント②：転棟時の急激な変化）。「なぜ、このように死ぬことまで考えたのですか？」と尋ねると、「夫の母の認知症がひどくなって、その介護をめぐって夫と考えが合わないんです。私は家できちんと面倒をみなければ言うのだけれど、夫は施設に入れればいいと言うんです。それでケンカになって家を出たのです。その日も夫と姑の介護のことでケンカになって、カッとなってやったんです」と淡々と話すのであった。だが、この話はどこかおかしい。普通、夫の母親の介護について、「夫が家でみたい。妻が施設でみてもらいたい」となるのはよく経験する。だが、女性の場合は逆で、「女性が家でみるべきだ。夫が施設でみてもらおう」となっている（ポイント③：本人独特の考えにこだわる。社会一般とは逆転した発想）。そこで「あなたは、何でもきちんとしなければと思うほうですか？」と尋ねると、「そうなんです。曲がったことが嫌いで、筋道をきちんとしなければ納得いかないのです。夫はいい加減で、姑の面倒をみようとしない」と答えた（ポイント④：自分の筋を通す。変更が苦手）。「それで、いつもご主人とケンカになるのですか？」と尋ねると、「私も頑固。でも主人も頑固な

んです。だからケンカになってしまう」(ポイント⑤：二人とも譲らない) ということであった。

　ただ、夫婦仲が悪いのかというと、どうもそうではない。夫は毎日、面会にやってきて、とても楽しそうに話して、仲は良さそうなのであった (ポイント⑥：実は二人は仲がいい)。

　これらのポイントを総合してみると
　女性は、たしかに「わがままで自己中心的な人格」(ポイント①)のように見えるが、それは女性なりの考えがあり、それを変更できないことによるものであり (ポイント③④)、そのため夫と争いになり (ポイント⑤)、抑うつ的、衝動的 (ポイント①) となってしまうのではないかと考えた。だが、抑うつ状態は、出来事や環境に反応しやすいもので (ポイント②)、逆にいえば環境が整うと和らぐ可能性があると考えた。
　そこで、入院中に、女性と夫とで、改めて母親の介護について検討することにした。夫の「施設で」という考えには妻に負担をかけられないと気遣う気持ちがあり、女性の「家で」という気持ちには、姑の世話をするのが妻の仕事という認識があったので、女性と夫に互いを思う気持ちがあるというところは一致していた。そこで、夫、姑、女性のいずれにも負担をかけない方法を考えることとし、結果として、夫の母親には介護サービスを導入し、デイ・サービスやショートステイをできる限り多く利用するなどが合意された。また、女性は一人暮らしから家に戻ることになった。

〔症例5〕自殺企図で入院となった70代後半の女性
　女性は、腹部を刃物で深く刺し、救急外来に搬送され、何とか一命を取り留めたものの、極端に悲観的な言動からうつ病が疑われ、転科しての治療となった。しかし、女性は非常に穏やかそうで、なぜ腹部刺傷という激しい自殺企図に至ったのか不思議に感じた。「いつ頃から？」と尋ねると、「秋の終わり頃からしんどかった」ということだったので、「それまでに何か無理をされたことはなかったですか」と尋ねてみたら、「田んぼの草を抜くのが大

変で、しんどかった」(ポイント①)という返事だった。女性と夫は、二人でかなり広い田んぼで米を作っているが、80代半ばの夫は足を痛めてあまり動くことができず、今年は女性が例年以上に草取りをしなければならなかった(ポイント②)。時間も夕方暗くなるまでかかり、寝てもなかなか疲れがとれず次第にしんどくなっていったということであった。

理解その1
ポイント①②から、草取りが増えたことを契機にはじまったうつ病と考えた。

「ずいぶんていねいに草を抜いたのでは?」と尋ねると、「夫は60過ぎて親の田んぼを引き継ぐまでは、大工をしていた。もともと几帳面だったが、大工はちょっとしたズレも許されないので、もっと几帳面になってしまった。その人がお米を作り始めたのだから、とてもていねいで几帳面(ポイント③)。『あんたのところは品評会に出すのか』と言われるほど、よい米ができる。だけど、量はできないんです(ていねいにすると品質のよい米ができるが、量は少なくなるということらしい)。夫は、今年も納得する米を作りたいと言っていて、新しく機械を買いました(ポイント④)。納得する米を作るまでやめられないんでしょう」という。「よいお米を作ることは素晴らしいけど、大変ですね……」と私も絶句。

理解その2
ポイント③④から、夫の「よい米を作りたい」という米作りの熱意が仕事量を増やしていることがわかった。

その後も女性は話を続けた。「実は私たち二人は養子なんです。養子にきた時に、周囲は親族ばっかりで……。少しでも田んぼに草が生えていたら、「お前たちは、親の大切にしてきた田んぼに草を生やすんか」と激しく怒られた(ポイント⑤)。それ以来、私たちは絶対に田んぼに草を生やさないよう

にやってきたのです。今はその人達もほとんど亡くなってしまいましたが……」

理解その3
　ポイント⑤から、草を生やせない背景には、養子として家と田を継ぎ、周囲の親族から見張られているような状況で生きてきたこと、そのため絶対に手が抜けないということがわかった。

　以上のような理解を合わせて考えたとき、女性と夫が周囲の目を意識しながら生きてきたこと、それに加えて、夫にはよい米を作りたいという熱意があること、しかし、夫は高齢で身体を痛めており、女性が頑張るしかない状況に追い込まれていたことがわかった。女性の生きてきた人生が決して楽なものではなく、不安と緊張の高い毎日であったであろうこと、そしてそれに更に負荷が加わり、逃げ場がない状況に追い詰められたと想像したとき、はじめて女性の苦しみの深さが理解できたように思った。そして、突然に見える自殺企図が決して不思議ではないことがわかったのであった。また、このような状況を改善するためには、夫を含めた家族の理解と支援が不可欠であり、それ抜きに退院後の生活は難しいと考えた。

〔症例6〕統合失調症を疑われた10代後半の男性
　ポイントを繋ぐというのは、必ずしも時系列に、縦断的に繋ぐというだけではない。横断的にさまざまな場での姿（ポイント）を繋いで考えることも大切である。その一つとして、その人が生き生きとする瞬間、ポイントを見つけるということである。
　毎週、入院の患者について、精神科医、研修医、看護師、作業療法士、心理士、精神科ソーシャルワーカーの多職種でカンファレンスを行なっている。その中で、私たちは入院のさまざまな場面でのその人の言動を照合し、理解しようとしている。その中でも特に、その人が生き生きとする瞬間や笑顔が出る瞬間を見つけ出すということが大切と考えている。例を出して考えてみ

よう。

ある日のカンファレンス

研修医（研）：先週入院された統合失調症の疑いのある、18歳の男性です。入院後、ほとんど話されません。でも特に不安そうでもなく、落ち着いて過ごされています。

私：同室の患者さんとはどうですか？

研：交流はありません。デイルームにも、ほとんど出ることはありません。

私：看護スタッフから見たらどうですか？

看護師（Ns）：落ち着いておられます。たしかに交流はありません。……だけど、この間、お兄さんが面会に来られた時、いつもはゆっくりなのに、ササッと走っていって、いい笑顔で話していたので驚きました（ポイント①）。

私：他に病棟で、いい笑顔が出る時はありませんか？

Ns：ありません。

私：普段の表情は？

Ns：無表情で、動きもありません。

私：作業場面ではどうですか？

作業療法士（OT）：……Aさんは、カブトムシが大好きなんです。カブトムシの話だとたくさんいろんなことを話してくれます。この間は、作業の合間に、ネットでカブトムシについて調べていました。

私：カブトムシが大好き？

OT：家でも、カブトムシをたくさん飼っているみたいです。詳しいですよ。

私：作業場面での表情は？

OT：生き生きとしたいい表情が出ます。特にカブトムシの話をしているときは、よく笑顔も出ます（ポイント②）。

その後の情報（主治医と心理士とOT）

　入院前の1年間は、自動車修理の町工場で働いていた。車が好きで、中古車価格などにも詳しい（ポイント③）。

　外来で精神科作業療法に来ていた時には、レクリエーションだけに参加していたが、緊張が強く、あっという間に会計もせずに帰ったりして、目が離せなかった。入院後は、作業場面で、OTが「私もカブトムシを飼っていたことがあるよ」と話すと、本人のほうから、「何匹、飼っとったん？」「どのくらいの大きさの虫カゴ？」とかと尋ねたり、「新しい虫カゴを買おうと思っている」「この種類のカブトムシは高い」などと話すようになった。その時は、よい顔をして生き生きとして話したという。

　そして1カ月程の入院中に、作業療法では、カブトムシの革細工のキーホルダー（可愛らしくできて、うれしそうだった）を作り、「これを車の鍵につける」と言って退院していった（ポイント①②③が繋がる）。

　さて、この青年が生き生きとするポイントは、これらの経過から、①兄、②カブトムシ、③車、であることがわかる。すなわち、兄のような保護的な人のもとでは力を発揮すること、クルマやカブトムシなどの興味をもったものには集中して楽しめることなどがわかり、精神科ソーシャルワーカーが地域のハローワークと連携し、就労先を探していった。今は面倒見のよい親分肌の上司の許で、元気に働いている。

　このような生き生きとする瞬間、ポイントを見つける。ここにその人を理解し支援する重要なヒントが潜んでいる。これが情報を総合することの意義なのであり、その人を理解する際に大切なポイントになるのである。

5　一人の人を理解するとはどういうことか

　ここで、一人の人を理解するとはどういうことか、整理しておこう。

　理解する際には、大きく四つの視点が求められるように思う。主観的な体験を理解する、客観的な症状や行動を理解する、生きてきた歴史を理解する、生きている世界と生活を理解する、という四つが求められているのである。

(1) 主観的な体験と、客観的な症状や行動を理解する
①主観的な体験を把握する：その人の言葉（時には沈黙）に耳を傾け、その人が主観的に悩み苦しんでいることを理解しようとする。ごく当たり前のことであるが、たとえば、統合失調症や自閉症スペクトラムなどの病名などが頭に浮かぶと、主観的な苦しみから、客観的な行動観察のほうに目が向き、当のその人の悩み苦しみを聞くという姿勢が手薄になることがある。臨床の原点ともいうべき、悩み苦しみを聞くということが抜け落ちることがあるのである。だが、これを防ぐのは決して容易なことではない。悩み苦しみをうまく言葉で表現できないことは少なくないし、悩み苦しみと自覚していない場合もある。気持ちを汲まれる（土居）などの共感的な姿勢によって初めて自覚される悩み苦しみもあるし、心の奥底にしまいこまれている悩み苦しみもある。主観的な体験を理解するとは、その人の辛さや苦しみをいくらかでも感じとろうと、一生懸命に聞き、考え、察することなのである。

②客観的な表出や行動を把握する：主観的な悩み苦しみを理解すると同時に、現在のその人の表情、態度、話し方、振る舞い、行動特徴などを、客観的に観察できるものから理解する。たとえば、しんどくなると、自分の話に合わせて足を踏みしめ、そのコツッ、コツッという靴音から辛さと怒りが伝わってくる人もいたし、緊張しているようには見えないのに、手掌にうっすらと汗がにじみ、いつも手にハンカチを握りしめている人もいた。非言語的な表出を正確にこまやかにキャッチすることは、とても重要である。

主観的な悩み苦しみを理解するということと、客観的な言動を観察するということは、どちらか一方が大切というものではなく、両者が補いあってこそ、はじめてその人を理解することが可能になるのである。

(2) 歴史という奥行きと、生きている現実生活の広がりを理解する
①これまでの歴史を理解する（奥行き）：縦断的に、すなわち、生育歴、

生活歴、現病歴というような時間の流れの中でクライエントを理解しようとする。その際は、その人の言葉をつなぎ想像していくことや、その人らしい具体的なエピソードや出来事、すなわちポイントをつなぎ、理解を深めることが大切になる。その人の主観的な体験の流れを想像しながら話を聞くということと、客観的なエピソードや出来事をつなぎながら話を聞くということが、同時に求められる。

　実際には、主観的な体験としての出来事と、客観的な事実としての出来事を区別することはなかなか難しいが、できるだけ区別するように心がけて聞くことが大切である。

　②その人の生きている現実生活を理解する（広がり）：しかしそれだけでなく、横断的に、すなわち、その人が、家族、学校、職場、地域などの中でどのような状況に置かれ生きているのかを理解することも求められている。診察室でその人の話を聞き内面に目を向けるだけでは不充分で、その人の生きている現実に目を向ける必要がある。すなわちその人の生きている現実の生活について尋ね、どのような日々を送っているかを思い描くことが大切となる。

　また、症状や障害特徴が、生活の中にどのような形で現れているのかを理解することも重要である。

参考文献
中井久夫、山口直彦『看護のための精神医学第2版』医学書院、2004年
神田橋條治『追補精神科診断面接のコツ』岩崎学術出版社、1995年
山下　格『精神医学ハンドブック　第7版』日本評論社、2010年
清水將之『子どもの精神医学ハンドブック　第2版』日本評論社、2010年

第4章

精神療法の基本

はじめに──苦痛の軽減と、生活や人生の質の向上を目標に

　精神科臨床においては、患者の精神症状、生活史や現病歴、生活環境などを捉え、診断及び評価するとともに、精神療法や薬物療法などの治療手段を用いて、精神症状およびそれにまつわる苦痛（自覚されているかどうかは別として）を軽減あるいは消失させ、患者の生活の質、人生の質を向上させることを目標とする。

(1) 広い意味での精神療法

　精神療法と言えば、精神分析療法や認知行動療法などの理論と技法を持った「体系だった精神療法」を思い浮かべやすい。実際、精神療法的な診療をしているつもりでも、本人や家族から、「このような場合には、精神療法が必要なのではないでしょうか？」「誰かこちらで精神療法を行なっている先生はおられないでしょうか？」「よいカウンセラーを紹介してもらえませんか？」などと求められることがあるし、診療に陪席している医学生や研修医からは、「精神療法は、いつどのように行なえばよいのでしょうか？」と問われることもある。その時にイメージされているものは、形のある「体系だった精神療法」であることが多い。

　しかし、広い意味で精神療法とは、患者と出会った時からはじまり、別れるまで続いていくものである。診断や治療などの精神科臨床に広く浸透しているものであり、これなしに臨床は成り立たないものである。

患者や家族への挨拶から始まり、主訴や現病歴を尋ね、精神症状を捉えていく過程においても、患者の苦痛への手当ては不可欠である。患者の症状を把握しようとして尋ねた際、患者が「死にたい」と述べた時に、「それでは、食欲はいかがですか？」と次の質問に移ることはないし、薬を出す時でも、説明なしに「薬を出しておきます」ということもありえない。「死にたい」と述べたときには、その気持ちを尋ね、そのつらい気持ちを汲んだり、死なないでほしいという気持ちを伝えたりすることが大切になるし、薬を処方する際には、期待される効果と副作用の説明だけでなく、薬を飲むということにまつわる不安を尋ね、それについても説明したりする必要があるであろう。精神科臨床のさまざまな行為は、患者がそれをどのように受けとるか、と想像しながら、誤解を生まず、不安や緊張を少しでも和らげるような配慮、すなわち言葉だけでなく、表情や雰囲気や態度などを含む幅広い言語的及び非言語的な働きかけを行なう必要がある。広い意味での精神療法とは、このように精神科臨床を成り立たせている基盤であり、空気のように浸透しているものである。

(2) **大きな人生の流れを読む**

　頭痛や腹痛を主訴に受診した患者に、充分な精査をせずに、鎮痛剤だけを処方していると、微かに進行している器質疾患の症状をマスクしてしまい、やがて重篤な事態をまねくことがある。また、精査の結果、器質疾患が明らかになった場合でも、単に器質疾患の治療だけでなく、患者の日常生活を把握し、生活習慣の改善を図らなければ、特に生活習慣病と言われるようなものの場合は、本質的な解決にはならない。もちろん、生活習慣の背景にある職場環境、家庭環境、経済状況などについても、考える必要があるのは言うまでもない。このような身体疾患についての治療の原則的な考え方は、そのまま精神科の治療にも当てはまる。

　精神科治療においては、まずは、その人の「人生の大きな流れを知る」ことが大切となる。すなわち、「どのように人生を生きてきて、どのような考え方をするようになった人が、現在、どのような環境（人的、物理的、職場

的、家庭的……）に生きていて、どのように精神症状や現実の問題に対処しようとしているか」という、大きな人生の流れとでもいうべきものを把握する必要がある。たとえば、孤独な環境に生きている人、過酷な環境に生きている人、病気が唯一の生きる術になっている人などの、治療を考えてみよう。回復することが、いくらかでも楽しいことやゆとりのある生活に繋がらないのであれば、回復しようという意欲が湧かないし、病んでいるほうがまだしも楽であるならば、回復が困難なことは自明である。治療とは、薬物療法、精神療法、生活療法、社会復帰支援などの、いくつかのアプローチの総和としてあり、大きな人生の流れに対して、時にはその流れを緩めたり、時には後押ししたりなどとさまざまに働き、人生の流れがよりよいものへと向かうように応援するものである。そして広い意味での精神療法とは、その人の人生の流れを読み、その中で個々の治療的アプローチが最大限効果を発揮するように考えるものなのである。

(3) 希望を処方する（中井）

井村恒郎（1952年）は精神療法が成立する四つの条件の一つとして、「生活の希望をもち得ること」とし、「苦しい症状を消すために、治療をもとめる気もちはあっても、かりに症状が消えて健康な状態にもどったとしても、その後の生活にさまざまな困難があって、その困難を解決する見とおしのつかないばあいがある。生活の経済的基礎を築く見込みのないときに、最初に必要なことは、精神療法ではない。……無理に根本治療をめざして一定の治療を強行することは、無駄でもあるし、また危険でもある。というのは、ある種の治療を強行してゆくと、いっそう深刻な絶望状態に追いやることになって、自殺するにいたる危険さえあるからである」とすでに60余年前に指摘している。「希望」を精神療法の条件とする井村の指摘は非常に貴重なものであるが、「希望」のない人に精神療法は無力であると受けとめられかねないところがある。それ受けるかのように、中井久夫（1982年）は、発想を逆転させ、精神科治療においての「希望を処方する」ことの重要性を指摘した。

希望のないところに治療は難しいが、希望を見出す、生み出すことが、実

は大切な治療なのである。精神療法とは、希望の灯をともす仕事であることを忘れずにおきたい。

1 精神療法は、今、行なっている臨床の中にある

　私たちは、精神科専門医になる以前の研修医時代から、すでに精神療法を行なっているのである。いくつか例をあげてみよう。

(1) 話を聞く
〔症例1〕不安・抑うつの繰り返ていた70代後半の女性
　私が20年余り診ている女性である。不安・抑うつを繰り返し、何回かの入院歴があった。最後の入院の後、その人は「ずっと悩んでいたことを若い先生（研修医）に話をして、すっきりしました。実は……、悔しくて、腹が立って、どうしようもない気持ちになっていた。先生に話そうかと思ったが、外来では次に待っている方（患者）のことが気になって話せなかった。待たせたら悪いので……。でも、今回の入院で、初めて悩んでいたことを話すことができてよかった」と述べたのであった。「患者の話を聞く」のは精神療法の基本。しかし、意外なほどに、患者は話を聞いてもらったと感じていない。研修医の素朴で真剣な聞く態度が、はじめて女性の心を開き、悩みが語られ、わかってもらえたと感じさせたのであった。素朴に真剣に聞くということが精神療法の基本であることは皆が理解しているのであるが、これが実に難しい。患者に出会うのが不安で心細い時のほうが、真剣に聞くという態度に自然となりやすい。
　しかしそれだけではない。女性は「あの若い先生は、『病気』ということではなくて、『普通』に聞いてくれた。それでずっと悩んでいたことを、ふっと話せたのです」と述べた。研修医は女性に、「話を聞いても、僕には何もできないですけれどね……。それでもいいですか？」と話したうえで、話を聞きはじめたという。症状を聞くというよりも、悩み苦しむ人の話に普通に力まずに耳を傾けるという姿勢がよかったのである。

臨床経験を積むほどに患者の話は新鮮でなくなり、「聞きなれて、聞き流す」というような雰囲気が生じやすい。その時、大切なことが話されなくなる。人の話を聞くということは、簡単なようで奥の深い、精神科医の一生課題である。

★初心者の気持ちをもちながら、ベテランになるのが課題だが、これが実に難しい。

(2) 話す、遊ぶ
〔症例2〕10代後半の摂食障害の女子高校生
　摂食障害で通院していた女子高校生は、外来通院中も、硬い表情で人をよせつけず、治療にも拒否的であった。体重が著しく減少（160cm、26kg）したため、嫌がる患者を何とか説得し、入院となったが、やはり治療には拒否的であった。入院後に激しい腹痛が起こり全身状態が悪化し、ICU で治療を受けることになった。急激な展開に驚いていたであろう彼女に、研修医が日に何度も往診しているうちに、拒絶がふと緩み、「ありがとうございます」などと返事するようになったのである。ICU から私たちの病室に戻ってからも、研修医や主治医と会話するようになり、助言にも従うようになったのである（拒絶の強い摂食障害の患者が、危機の時、ふと心を開く瞬間がある）。その後、頑なで拒絶的な態度は緩み、担当になった研修医が、代々、患者の兄、姉のように接し、デイ・ルームでオセロをしたり、話をしたりして遊ぶようになった。研修医は「兄貴、姉貴」のように相談にのり、彼女は初めて、兄弟姉妹のような、親しい友人のような人間関係を体験し、やがてそれは同年輩の患者との交流、そして同年輩の友人との交流へと発展していくことになった。人と遊んだり、散歩したり、話したりすることは楽しいという体験を、研修医との間でもてたことが彼女を大きく変える契機となった。

　入院中に研修医相手にキャッチ・ボールを再開し、思いっきり投げながら、

傷ついていたプライドを回復させ、改めて自分の思い描いていた理想とは異なった「現実の自分」を受けとめられるようになった人もいる。
　精神科医は現実の友人ではないし、友人となってはならないのが原則である。患者との心理的、物理的距離感を意識しておかなければならない。もちろん、診察や入院は、真剣でなければならないが、苦行となるのではなく、いくらか笑いや遊びが混じるくらいがよい。深刻な顔をしている人から、笑顔を引き出すのは、精神療法そのものである。それは、笑いや遊びやくつろぎのある生活へと誘う。孤独に生きてきた患者にとって、精神科医は、将来の友人や仲間へと繋ぐ、ピンチ・ヒッターとなることもある。

　★キャッチボールやオセロをすることが、人との繋がりを経験する第一歩になることがある。

(3)　付き添う、励ます
〔症例3〕70代後半の全般性不安障害の女性
　女性は、身体を動かすとしんどくなりそうで不安なために、家から外に出られず、家の中でもほとんど動けなくなり入院となった。器質的な異常はなく、全般性不安障害と診断し、不安であるが、少しずつ身体を動かし、体力と自信をつけていくことを目標とした。研修医が不安な患者に付き添い、病棟内の移動から、少しずつ身体を動かすことを応援した。やがて徐々にではあるが病院内でできることが増え、移動距離も増え、病院敷地内の庭に散歩ができるまでになった。表情は明るくなり、笑顔が浮かぶようになり、研修医が付き添わなくても、一人で外出できるようになった。優しい孫のように感じられたのだろうか。

　依存性を高め不安定にさせることもあるので、どの程度「援助するか」は慎重な判断のうえではあるが、一緒に散歩をする、付き添うなども、大切な精神療法となることがある。自分のことを一生懸命に考えてくれる人がいる。

一緒にやろうと助けてくれる人がいる、とその人が感じることは大切である。孤立した孤独な状況のなかで、精神症状は生まれ、肥大していくことが多い。自分を心配してくれる人がいるということに、人は支えられる。精神療法は診察室や面接室の中だけにあるのではない。病院の廊下やデイ・ルームの中に、そして日々の生活の中にも精神療法はあるのである。

★付き添うことが、精神療法になる場合がある。

2 広い意味での精神療法

(1) 確かなコミュニケーションを心がける

山下格が「われわれはまず患者本人の語りに耳を傾け、自然にうなずき、『ええ、……はい』と声を入れ、問い返し、いい直し、語りの流れを妨げないように気使いながら、互いのやり取りをまとめて言い換えて、ともに理解したことを確かめあう」と記しているように、まずは言葉のキャッチボールを正確に行なうことからはじまる。一つの言葉の定義が治療者と患者で異なることは決して少なくない。

一つの例として、「精神療法」という言葉をあげよう。治療者は「患者の治療意欲が大切なもの」と考えているが、患者は「治療者が自分を治してくれるもの」と理解していることがある。その際は、「精神療法」という言葉をめぐって話し合い、二人の理解をそろえていく必要がある。言葉が同じ意味を内包しているとは限らない。人はそれぞれ固有の辞書を持って生きていると考えたほうがよい。だからこそ互いの辞書を照らし合わせる、すなわち言葉をめぐって話し合い、一つひとつの言葉の意味をそろえていく必要がある。「○○病」「○○障害」「入院」「外泊」「退院」「休養」「薬」「治療の約束（契約）」「病棟のルール」……、あげればきりがないが、これらの言葉に内包されているものを確かめながら進めていくのが臨床である。

話し合う際には、お互いにどの程度、正確に理解できているか、確かめる

作業が必要である。そのためには、まず、自分の理解したことを、相手に伝えて確かめてみる。「あなたの話したことを、私はこのように理解したのだけれど、これでよいだろうか。それとも随分はずれていますか？」、時には「どのくらい当たっていますか？」と尋ねることもある。「今、あなたの困っていること」として、①……、②……、③……、などと箇条書きのように話し、「これで合っていますか？」と尋ねることもある。また、チャート式のように対処法の選択肢をつくり、どの選択がよいかを話し合うこともある。

つぎに、自分の話したことが、相手にどの程度、理解されているか確かめる必要がある。「私の話したことで、わかりにくいことはなかったですか？」、時には「どのくらいわかりましたか？」と尋ねることもある。残念ながら、予想以上にわかっていないことが少なくない。時には「まったくわかりません」と言われて愕然とすることもある。

症状と出来事を時系列に書きながら、困っていることを書き加え、1枚の図として完成していくこともある。私の好みでもあるが、1枚にまとめるのは、困ったことの全体像を視覚化し、対象化して見るのによいように思う。

多義的な言葉や曖昧な言葉は誤解を生じやすい。専門家にとって慣れた言葉が、専門外のひとにとっては誤解しやすいものであることも少なくない。平易で簡潔な日本語を話すことが大切である。自閉症スペクトラムの人はもちろんであるが、言葉や態度が異なった意味を帯びて伝わりやすい境界パーソナリティ障害をはじめ、臨床においては特に、正確なコミュニケーションを心がけることが必須で、細心の心配りが必要である。

(2) 患者の気持ちを理解しようとする

患者の気持ちを理解するということは、その人の心理を手がかりなしに想像するということではない。表情の微妙な変化、言葉の端々から、手がかりを見つけ、そこから仮説を立て、質問などで確かめるという過程の中で、気持ちを理解していくのである。その精度が上がると、患者の気持ちと治療者の想像がいくらか重なり合い、共感というものに近づいていく。

手がかりについて、土居健郎は患者の話の「わからない」ことに治療者が

気づくことを指摘している。また村瀬嘉代子は、かすかな手がかりから、すなわち「点から線、線から面へ」と理解を深めていく過程を述べている。実際、臨床場面にはかすかな手がかりやヒントがさりげなくあることが少なくない。臨床家はそれらに気づき、付箋をつけるように心に留めておき、ときどき取り出して、考えるという姿勢が重要となる。

　ただ聞くだけでなく、適切な質問をすることも大切である。適切な質問は患者への理解を深め、患者への理解の深まりはさらなる質問を生むという好循環となる。山上敏子は、苦痛を理解するために、状況を想像し、その状況での気持ちを推測し、表情や態度をあれこれ思いうかべ、周囲の反応をいろいろと考える。それらを患者に質問して、患者の頷いたり首を横にふったり、表情を変えたりなどの反応をみる。そして、このようなことを繰り返すことで患者の苦痛を具体的に把握し、把握できたところをあらためてそれでよいのかどうか確かめている、と述べている（要約の文責、筆者）。また成田善弘は、「患者を理解しようと努めつつ患者の話をきいていると、わからないところ、不思議に思えるところが出てくる。そういうときに患者に質問する」と述べている。

　不用意な closed question は時には患者のつらいことを直接的に指摘し、侵襲的、非治療的となることがあるので、気をつけなければならないが、適切な closed question は、理解を深める契機となることが少なくない。たとえば「あなたは、家にいても何かしなければならないと、布団の中にいても、身体に力を入れて、いつも、いつも考えているのではないですか？」と尋ねた時、涙を流しはじめる、ひきこもりの青年は少なくない。このような closed question は、「苦しくて、大変でしょう」という気持ちを伝え、そして「よく頑張っていますね」という気持ちを伝える働きがある。

　繰り返しになるが、その人が、今、どのような気持ちでいるか、さまざまな出来事を、そして世界を、どのように体験しているかを知ることは大切である。それは、追体験するような気持ちで聞くということでもあるが、追体験というものは、自身の過去の似たような現実体験を素材に、あるいは小説や映画などのフィクションの世界での擬似体験を素材に、想像していくこと

が多い。自分の体験と照合していきながら、違いに気づき、何故だろうと考えていくことが大切である。

　治療者の内にあまり素材がない時はどうするか。その際は、患者から教えてもらうのがよい。その人の体験してきたことを聞きながら、考える。こんな感じだろうか？　いや、もう少し違うこんな感じだろうか？　その人の話から、その人の気持ちや人生を想像していく。それは治療者がそれまで体験しなかった人生を学ぶということであり、そういう意味では、患者は治療者の教師でもある。治療者は自分の人生経験が偏ったものであり、決して幅広いものではないことを知っておく必要がある。また、一人ひとりの人間について、治療者がわかるのはほんの一部であると認識しておく必要がある。

(3)　作戦を練る
〔症例4〕抑うつ気分や身体不調で紹介受診となった女子高校生
　ある女子高校生は、「うつ病で加療希望」という紹介状を持ってやってきた。抑うつ気分と意欲低下、全身倦怠感、嘔気、食欲不振、めまいなどの身体症状が主訴であった。進学高校に入学。一学期は勉強に部活に、張り切っていたが、3学期頃より、心身が不調となり、2年時にはほとんど登校できなくなった。「あなたは、今とても苦しい状態。これはあなたの精神力や根性などとは無関係。さまざまな負荷に心身が悲鳴をあげている状態」と説明した。しかし、彼女は、将来の「夢」を持っており、そのためには、高校卒業の資格が必要ということもわかった。そこで、彼女に「作戦を練ろう」と提案した。彼女と母親は、真剣な顔をして「はい」とうなずいた。私は彼女の前に、紙を置き、以下のように順々に記し、作戦会議を開いた。

　　目標：身体への負担をかけず、卒業証書を手に入れ、あなたの夢を大切にする（「実を取る作戦」）。
　　方法：
　　　①　必要ギリギリの出席を確保し、進級だけを目標にする。
　　　②　学校の欠席日数をノートに○×表をつけながら、数えていく。昔、

「三歩進んで二歩下がる」という歌の文句があったが、その要領でいく。
③　勉強は、宿題、予習、復習など、一切してはいけない。あなたが本格的な病気になってしまう。
④　学校で寝ていてもよい。
⑤　このことは、学校の担任教師にも、医師の意見として伝えてもらう。

　一言でまとめれば、彼女の負荷をいくらか減らし、頑張ってもらうというものである。
　私が真面目な顔をして、「宿題、予習、復習など、一切してはいけない。どんなことがあってもしてはいけない。あなたの身体が一番。勉強は四番か五番です」と言ったところ、彼女と親が笑い始め、「そうですよね。お母さん？」と母親に話を振った時、「健康でいてくれることが何よりです」と母親が気持ちのこもった声で答えたので、「この作戦」はうまくいくと感じた。
　この作戦には、いくつかのバリエーションがある。たとえば「必要なものだけやろう。あなたの夢に、人生に数学は必要ない。数学は捨てよう！」と言うようなこともあれば、「大学受験に必要なものだけに絞ろう」「生きていくのに必要なものだけに」と提案することもある。
　このような「負担を減らし、目標を下げて頑張る」という作戦は、思春期青年期に限らず、たとえば中高年の抑うつ状態などに対しても有効であることが多い。いずれにしても「作戦を立てる」ということは、治療者と患者が困っていることを異物として対象化し、共通の治療目標を持つことになる。
　悩み苦しみがしんどいときほど、人は悩み苦しみの中におり、巻きこまれている。自分と悩み苦しみとの間に距離がなくなっている。その時には、主観的な不安や恐怖に強くつき動かされやすい。悩みや苦しみに、ラベルを貼る、名前をつける、その程度や性状を測定する、点数化するなどによって、形を与え、少しでも、異物化し、対象化することは重要である。患者と治療者が、悩み苦しみを共に観察するということは、まさに精神療法の原点である。

(4) 治療意欲を高める

「治したい、変えたい」というような治療意欲は、治療を進める原動力である。治療意欲を維持し育むことは極めて重要な課題である。たとえ「治したい、変えたい」という治療意欲をもってはじめられた治療であっても、途中から「治してほしい、変えてほしい」というように受け身的となり、やがて「何もしてもらえない」という失望に変わることもある。摂食障害の治療でよく経験するのは、当初は「何とか食べなければ」と思ってはじめたはずの治療が、途中から「主治医やスタッフに食べさせられている」という被害的な「させられ体験」になることがある。

治療意欲を維持し育むためには、患者の現在の悩みや苦しみ、特に日常生活における困難さなどをていねいに尋ね、「しんどさ」「生活のしづらさ」を共有する必要がある。今のような毎日から、少しでもゆとりや楽しみのある毎日へ、という願いが治療意欲を維持するものとなる。また、「症状が改善すれば、このようなことをしてみたい」という目標も重要である。

J. Frank ら[12]が、精神障害に共通するものとして、「士気の低下（demoralization）」、すなわち「さまざまな程度の無力感、失望感、混乱、主観的な無能感を体験している。……たいていの場合、彼らは、自分が自分自身の期待や他者の期待を満たせなかった、あるいは差し迫った問題に対処できていない、というようなことを意識している。彼らは、自分にはその状況を変える力がない、あるいは自分自身を変える力がないと感じている。彼らにはその苦境から自分を救い出すことができていない」と指摘しているように、多くの人が抱きやすい無力感や無能感から治療への意欲や期待を抱くようになるには、今よりも質のよい生活へ、質のよい人生へと向かうという希望や期待が不可欠である。

3 何を話題にするか——主要なものと辺縁のもの

(1) 常識的な助言

患者の悩みや症状に対して、常識的な助言を行なうことは、あまり意味が

ないように考えられてきた。私もおおむねそのように考えてきた。しかし、あるときから、常識的な助言が、しばしば治療的となると感じるようになった。さらに言えば、精神療法は多くの平凡で常識的な言葉の上に成り立っていると思うようにもなった。

　たとえば、手首を切ることがやめられない人に対して、いけないことだと説教をしても良いことにはならないと思われるが、「自分の身体を大切にしようね」とか「自分を傷つけないようになることが目標だね」などと言い続けることは大切なことではないだろうか。

　自傷を続ける患者を診ていると、そういう常識的なことを言うことが無意味なように思えたり、触れてはならないと考えて、話題にしなくなりやすい。だが、今、目の前で手首から血を流している人を前にして、まるで流れている血が見えていないかのように内面についてだけの話をする、という面接は異様である。たしかに、自傷に振り回されないという意味で、特に触れないほうが良い例もあるのは確かではあるが、自傷の生活が当たり前になってしまわないように、常識的な助言を大切にしたい。

　これは、常識を押し付けるということではない。治療者が常識的態度を保ち続けることが大切なのである。常識的であることは、患者にこの世の安心を提供するものともなる。また、（治療者は殊に）経験を積めば積むほど、何か変わったこと、専門家らしいこと、常識的ではないことを言わないといけない、という強迫観念のようなものを、治療者は抱きやすい。そういう意味でも、常識的なことを、おだやかに一貫して語り続けることは、精神療法の基本である。

(2) 言葉を育む

　相手の考える力を育むには、治療者が考えている結論の、一歩手前で話を置くくらいがよい。治療者があまりにも断定的過ぎると、患者の考える力は育たない。患者に、自分で考えて、自分で決める、という力を育むことが課題であれば、治療者は断定的な話し方や、結論めいた話をしないほうがよい。また、診察の場で、結論を出そうとしないほうがよいことが多い。「……し

ないほうがよい、と私は思うのだけれど……」という程度に、留めて置くのがよい。話し合うのだが、結論は患者にゆだねるという姿勢。押し付けがましくない態度が望ましい場合が多い。

　答えや正解を求める人には、一緒に困るようにするといくらか考えを育むことができる。「本当に大変ですね。でも、私にもよい考えがないのです。どうしたらよいのかね……。困ったね……」と一緒に途方にくれることもある。

(3) 誰が決めるか

　逆に、自分で決める力が充分でなかったり、あまりにも迷っていたりする人には、断定的な話し方が必要な場合がある。危険な行為を禁止をする際などには、断定的に話すようにこころがける。時には、治療者には、断固として禁止することや譲らないことが求められるのである。説得は精神療法ではないように思われてきたが、社会の常識的な振る舞い方などを教えることを含めて、説得をきちんとすることが精神療法となる場合は少なくない。

　その人が決めるのを待つか、治療者が決めるかは、個々のケースとその内容による。一般的には、治療経過の当初は、いくらか治療者が決めることが多く、しだいにその人に決めてもらうことが多くなるのがよいように思う。

　ただし、自閉症スペクトラムの人の場合は、「私は、○○と思う」と治療者の考えや助言を明確に話すほうが、混乱が少なくてよい。ただし、あくまでも提案であり、押し付けにならないように注意が必要である。

(4) 日常生活の話題を大切にする

　診察の主要なテーマだけでなく、一見患者の人生に大きな影響を与えていないような日常生活や家族の話も重要である（図4）。たとえば、絵を描くことが話題にでたら、ときどき「その後、絵は描かれましたか？」と尋ねる。その人の趣味や興味のあることを少しでも広く知ることは大切である。それらは、その人が元気に生きていくのを応援するものとなる。家族の誰かが病気になったり事故にあったりしたら、その後どうなったか、大変ではなかっ

第4章　精神療法の基本

何を話題にするか？

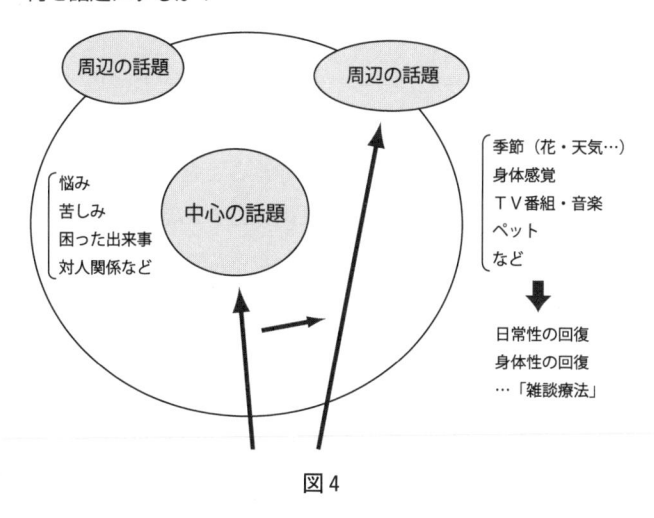

```
周辺の話題        周辺の話題
         中心の話題
   悩み
   苦しみ
   困った出来事
   対人関係など

                    季節（花・天気…）
                    身体感覚
                    ＴＶ番組・音楽
                    ペット
                    など
                    ↓
                    日常性の回復
                    身体性の回復
                    …「雑談療法」
```

図4

たかを尋ねる。たとえば、母親が病気で入院したと聞いていたら、「お母さん、お具合が悪かったですよね。その後、いかがですか。……元気になられた。それはよかった。少し安心されましたね」などと話す。その人が家庭で役割を果たしていることや大変ではあるが頑張っていることを認める契機になるし、家族関係や家族の価値観が表われてもくる。治療者の目が精神症状や大きな人生の問題だけでなく、周辺の些細な出来事にも注がれていることは重要である。治療者が「日常生活を含めて、自分を理解してくれている」と感じる体験となる。日常生活の話をしていると、その中に主要なテーマが見えてくることが少なくない。

　天候や季節。「今朝は寒かったですね」「雨が強くて大変だったでしょう」「桜が咲きましたね」「紅葉がはじまりましたね」などと、天候や季節の変化、花や樹木などを話すことは重要である。このような話題に乗り、「朝の布団が気持よくて、なかなか布団からでられません」「桜を見に行きました」などという応えが返ってくるようになると、症状以外のものにも目が向く、心のゆとりが出てきたことがわかる。さらに「桜がきれいでした」というような言葉が出れば、「美しい」と感じられるようになっていることがわかる。

77

統合失調症でもうつ病でも、「花を見るゆとり」「花を見て美しいと感じるゆとり」は、少なくとも極期、急性期にはなく、そのような時期を通り抜けたことを示唆する。それだけではなく、症状ばかりを尋ねていくような直接的な問診よりも、はるかに侵襲が少ない。

好きなこと、興味を持っていることを尋ねることも大切である。スポーツなら、野球かサッカーか、相撲か、それ以外のものか。野球なら、どのチームや選手を応援しているのか、プロ野球ならどのチームが優勝しそうか、そのような話をしていると、その人がどのようなことを好んでいるか、現実感覚がどの程度保たれているかなどがわかる。しばしば治療者のほうが、知識が乏しく、患者に教えてもらうようになることも少なくないが、「そうなんだね」「日本チームは何とか勝ちそうか」などと話したりする。

好きなテレビ番組を尋ねるのもよい。ニュース、アニメ、バラエティ、ドラマなど好きなジャンルを尋ねる。もともとテレビが好きな人が、症状のために見られなく、あるいは見る気がなくなっている場合は、どのくらいの時間テレビを見られるか、テレビが頭に入ってくるか、楽しめるか、笑えるか、などを尋ねる。統合失調症やうつ病の場合は、回復とともに、テレビを見る時間が増え、楽しむこともできるようになる。自閉症スペクトラムの場合は、時に笑うポイントがずれたり、ドラマの登場人物の心理が読めなかったりすることがある。

問診が何気ない日常生活の会話や世間話のようになるのは、一つは日常生活の中に症状は形を現わしてくること、もう一つには、世間話という日常生活の感覚を取り戻すことが患者の心理的な安定にはとても大切なことだからである。

日常生活などの周辺の話題が長くなると、診察は雑談のようになるが、これも決して意味のないものではない。世間話、雑談ができるようになることは、周辺に目が注がれるようになることであり、実は、おだやかで平和な日常生活をとりもどすことにつながるのである。

時に「死ぬ」「死なない」が患者と医師の唯一の話題となることがある。自責的なうつ病の人の場合、死なない約束を交わすことは重要であるが、多

くの場合、「死んでは絶対にいけませんよ」と簡潔に言い切り、違う話題に移るほうがよい。

★日常生活の話題は、侵襲的でなく安全である。
★日常生活が平和でおだやかになると、精神症状もおだやかになり、和らぐことが多い。

おわりに——治療者としての自分を知る

　自分と患者の治療関係がどのようになっているのかは見えにくいものである。患者との距離も見えにくく、患者の不安や怒りなどの感情に巻き込まれやすい。治療者が患者に陰性感情を抱くときは、治療者・患者関係は遠くなりやすく、逆に治療者が、「患者を何とか治したい」「何とかしてあげたい」と熱くなるときは、治療者・患者関係が近くなっていることが多く、いずれにしてもそれに気付く必要がある。

　そのような際、自分と患者との治療関係を客観的に見る方法は、いくつかある。症例検討会などで、経験を積んだ複数の医師の目を通すことはその大切な一つである。しかし、何よりも大切なのは、同僚に自分の担当している患者のことを話し、プロとしての彼らの言葉に耳を傾けることではないかと、私は考えている。同僚の「治療関係の問題点」は、意外に気づきやすいものである。自分が主治医でないという冷静さが、傍目八目というように、事態をよく観察させてくれるのであろう。「何でそんなに心配するの？」「少し、力が入りすぎているのでは？」「しばらく流れにまかせてみたら」というような何気ない一言に助けられることは少なくない。治療者としての自分の心配を言葉で話すだけでも、少し冷静さをとり戻す契機になる。治療者が治療スタッフの中で孤立しないことは、治療者が燃え尽きないために、無力感を過剰に感じすぎないために重要である。また、同僚と治療の腕を競うという雰囲気にならないことも大切である。

当たり前ではあるが、治療者は患者の代わりに生きていくわけではない。患者は、どのような困難な状況に生きていたとしても、援助を借りるにしても、最終的には自分の力で現実を生きていかなければならない。そう考えたとき、治療者としての役割は、親身ではあるが、冷静な第三者という立場から、患者と患者をとり巻く状況を冷静に見て助言するところにあるのではないかと思う。

　臨床場面とは、治療者と患者がお互いに観察し合う場面である。治療者は、その人の性格や心理や精神症状を理解しようと観察する。しかし同時に、その人は、「この先生は、どんな人だろうか」と観察している。自分が患者から見たらどのように見えるか、といつも想像しておく必要がある。あまりにも疲れている治療者を見て、あまりにも人生に対して悲観的になっている治療者を見ていて、患者だけが元気になることは難しい。治療者は自身が好むと好まざるとにかかわらず患者のモデルとなっていることを忘れずにいたい。患者は治療者の言動を知らないうちにコピーしていることさえある。そう考えると、治療者自身が悲観しないこと、すなわち人生はつらいことばかりではなく、よいこともあると感じていることが大切ではないかと思う。そのためには、治療者が自身の幸せや楽しみを、そして自分の人生を大切にすることが求められているのではないか。治療者の生き方が問われているように思う。患者への精神療法とは、治療者自身の内省や自己治療と対になっているものではないかと思うのである。

参考文献

井村恒郎『心理療法』世界社、1952年
土居健郎『方法としての面接』医学書院、1970年、新訂版、1992年
中井久夫『精神科治療の覚書』日本評論社、1982年、新版、2014年
中井久夫『中井久夫著作集・精神医学の経験　第2巻』岩崎学術出版社、1985年
山下　格『精神医学ハンドブック　第7版』日本評論社、2010年
村瀬嘉代子『統合的心理療法の考え方』金剛出版、2003年
村瀬嘉代子『新訂増補　子どもと大人の心の架け橋』金剛出版、2009年
神田橋條治『発想の航跡』岩崎学術出版社、1988年

神田橋條治『精神療法面接のコツ』岩崎学術出版社、1990年
山上敏子『方法としての行動療法』金剛出版、2007年
成田善弘『精神療法家の仕事——面接と面接者』金剛出版、2003年
成田善弘『新訂増補 精神療法の第一歩』金剛出版、2007年
Jerome D. Frank, Julia B. Frank: Persuation & Healing. *A Comparative Study of Psychotherapy. 3rd.* Johns Hopkins University Press, Baltimore, 1991（ジェローム・D・フランク、ジュリア・B・フランク著、杉原保史訳『説得と治療——心理療法の共通要因』金剛出版、2007年）
原田誠一『精神療法の工夫と楽しみ』金剛出版、2007年
鈴木啓嗣『子どものための小さな援助論』日本評論社、2011年
村上伸治『実戦　心理療法』日本評論社、2007年
青木省三『精神科臨床ノート』日本評論社、2007年

第 5 章

基盤としての支持

はじめに──ソーシャルワーク的な視点の大切さ

　人を護る人と地域が急速に失われ、人が孤立し孤独になりやすい時代になってきている。家族にも心理的・経済的なゆとりがなく、些細な出来事で家族が壊れやすい。このような時代の治療や援助は、その人の行動や心の中を見るだけでは不充分であり、その人の生活やとり巻く環境を見て、生活の中で困っていることを把握することが不可欠となる。すなわち、精神療法を始めとする治療や援助に、人的・経済的な支持を含めたソーシャルワーク的な視点が不可欠となる。本章では、支持的精神療法について、いくつか事例をあげながら、考えてみたい。

1　支持的精神療法とは

　井村恒郎（1952年）は、「適応の仕方を根本的に変革しないで、相手の適応能力を支えることに主眼をおきながら、自然に再適応に導くのが支持療法である」としている。
　私は支持的精神療法とは、「その人の生き方・考え方を変えようとするのではなく、『今、一生懸命に生きている、その人を支える』ものと考えている。「大変ですね……でも、よく頑張っておられますね」などと受け止められ、「誰かに、自分の苦しみがわかってもらえた」という体験を通して、人は支えられる。気持ちのゆとりができると、少し生き方、考え方を変えよう

という気持ちも出てくる。たとえば、ケガをして血を流している人に、「大丈夫か」と声をかけ、ケガの手当をする。このような「人としての自然な心の動き」が、支持の基盤ではないかと思う。

　土居健郎は、共感という言葉に「気持ちを汲む」という言葉を当てたが、まさに気持ちを汲む、察するということが、支持の基本である。ただ、このような支持は、精神科治療には、不可欠なものであり、空気のように治療のなかに浸透しているものである。

　だから、体系的な精神療法であれば、「精神分析療法を行なう」「認知行動療法を行なう」というように表現することはできるが、「支持的精神療法を行なう」という表現は馴染まない。支持とは、さまざまな体系的な精神療法や精神科治療を活かす基盤と考えるのがよいと思う。

　山下格は、「体系的な心理療法よりも、ごくふつうの臨床的配慮、あるいは常識的な診療が必要かつ十分であることが多い」と記しているが、この臨床的配慮というものが、支持的精神療法に近いものではないかと考えている。

2　治療者の支持と、患者にとっての支持

〔症例1〕うつ病で入院していた60代後半の男性、Aさん
　うつ病で入院治療を受けていたAさんは、当初は、暗く沈み込んだ表情であったが、しだいに明るくなり、時に笑顔も出てくるようになった。それに気づいた若い主治医が、「Aさん、とても元気そうになられましたね」と話すと、Aさんは「私は全然よくなっとらん。先生にはワシのしんどさはわからん」と言って、口を閉ざしてしまった。

　若い主治医に「どうしたらよいのでしょうか？」と尋ねられた。主治医はAさんに「元気そう」と伝えると喜んでくれると思ったが、Aさんが不機嫌になって口を閉ざしてしまったので、困ってしまったのである。

①　どう考えたか
　「元気そう」という言葉は、「自分ではよくわからないが、少しよくなった

のかな……。人から見たらどう見えるのだろうか？」と思っている人には、「元気になっている」と安心するきっかけを与える、支持する言葉となる。しかし、「入院したのによくならない。本当によくなるのかな？　しんどいなー」と感じている人に、「元気そう」と言うと、「この先生には、私のしんどい気持ちがわかっていない」と感じられてしまう。

　このように患者の気持ちを治療スタッフが的確に把握できず、気持ちのすれ違いが起こることは決して稀ではない。支持は、患者の気持ちをできるだけ的確に捉えることから始まるものだが、それは決して容易なものではない。

　特にうつ病の患者は、自分への評価が厳しい人が多いので、少しよくなったくらいでは、「よくなった」と感じていないことが多い。ほとんどよくなったとき、初めて「少しよくなりました」と話す、という主観的苦痛と客観的苦痛の間にギャップが生じやすい。若い主治医には、「お見舞いに来られた人たちに『元気そうになったね』と言われるかもしれませんが、本当はまだまだ苦しい『どん底』ですよね」と話してみるように助言した。すると男性は、「そうです。本当にとても苦しいんです。まだ全然よくなっていないのです」と、初めて頷いたのであった。

　② どうしたか

　私は、改めて主治医に、これからもっと、男性は明るく元気そうになっていくと思うけど、決して良くなったとは言わず、「まだまだ、どん底ですね」と粘り強く繰り返すようにと、助言した。そして、男性は「どん底です」と言いながら回復していったのである。

　後日、主治医に「実は僕が君くらいの年齢で、外来診察をしていた時、それまで不安定だった思春期の子どもが明るい表情でやってきたので、思わず『元気そうになったね』と言ったことがある。するとその瞬間に表情が暗くなり、そのまま診察室を駆け出して、病院前の交通量の多い道路に飛び出そうとしたことがあって、『元気そう』という言葉は本当に難しいと思ったんだ」と話した。若い主治医をサポートしたい、そんな気持ちから話したのだが、先輩の失敗話はとても大切だと思う。

別の抑うつ状態の男性の話を聞いていた時のことである。「大変ですね」と思わず声をかけたら、表情が硬くなり「いつものことで、大変ではありません」と言われた。大変なのを頑張ってきたのだという自負があり、安易に「大変ですね」と言われたくないという雰囲気が漂っていたので、男性には「大変ですね」などとねぎらう言葉は、支えにはならないと考えた。そこで、抑うつ状態について詳しく尋ね、うつ病と言われる病気であることを説明し、薬の服薬を勧めた。そして薬を、効果や副作用を尋ねながら、種類や量を調整していくうちに、抑うつ状態はしだいに和らいでいった。そして、はじめて「先生、実は仕事が大変なんです」ともらしたのであった。

★主治医の考える支持と、患者の感じとる支持は、しばしば異なる。治療者は支持したつもりでも、患者が支持されたと感じていないことは少なくない。また、「大変ですね」「苦労されましたね」などの言葉でも、人によってその言葉が、支持になることもあれば、逆になることもある。自分の考える支持が、目の前の患者にはどう感じとられるかと、いつも考えることが大切である。

---

3 「わからない」から出発する

〔症例2〕50代のうつ病の男性、Bさん

Bさんは「自分は病気ではない」と思っていたが、心配した家族に連れられて受診した。抑うつ気分、悲観的思考、意欲低下などを認めたため、若い主治医はBさんの気持ちに理解を示そうと、「これは、うつ病というものです。とてもつらいでしょう。そのつらさは、僕にもわかりますよ。僕も時に、ウツっぽくなることがありますから」と話した。するとBさんは、「先生には私の気持ちはわからん」と言って、口を閉ざしてしまった。主治医に「どうしたらよかっただろうか？」と尋ねられた。

① どう考えたか

　うつ病をはじめとして、多くの悩み苦しみは、誰かにわかってほしいとは思っているのだけれど、同時に「これだけ長い間、悩んできたものが、そんなに簡単に他人にわかるはずがない」と思っていることが多い（シュルテ、中井）。だから、「あなたの気持ちがよくわかる」と言われても、「そんなに簡単に、わかるはずはない」と感じられ、「先生には私の気持ちはわからん」と口を閉ざしてしまうことになる。

② どうしたか

　「あなたの苦しみは私の想像を超えたとてもつらいものだと思う。私が簡単にわかると言えるものではないと思うのですが、……でも、本当にとてもつらいでしょうね」と、自分にはわからないつらさであることを話すことを若い主治医には勧めた。すると、はじめてBさんは、「そうです。どのように言ったらよいのかわからない。誰にもわからない苦しみなのです」と頷いたのである。

　「あなたの気持ちわかりますよ」という言葉で、表情が明るくなる人は少ない。人のこころは簡単にわかるものではない、という、謙虚なところから出発し、「こんな感じ？」「こんな気持ち？」などと、少しずつ想像し、確かめていくプロセスこそが、支持的となることが多い。支持とは、相手の悩みや苦しみを考え抜くことから、始まるのではないだろうか。治療者が安易にわかった気持ちにならないこと、わからないところから出発することが大切ではないか、と思う。

　★患者はしばしば、病気や悩みの相談をする。もちろん、自分なりの考えや意見は話すのだが、精神科医の助言で解決できる問題は少ない。そんな時、ああでもない、こうでもない、と悩み、「本当に難しいですね。どうしたらいいですかね……」と一緒に困ることは、とても大切である。一緒に困ること自体に、患者を支える力がある。それだけでなく、一緒に困るという時間を経て、患者なりの解決方法が見つかったり、「しょうがない」と現在の困難

を引き受けたり、などの変化が生まれることがある。私の診療には、どうもこの「一緒に困る」が多いらしい。側にいる若い医師に「先生は、いつも困っていますね」と言われたりする。

4 必要最小限の支持を心がける

〔症例3〕中学3年生の女子とその妹と母親
　経過は次のようなものであった。中1の時に、仲のよいグループにいて、他の子をイジメたりしていた。中2の時には、逆に、弁当箱に残飯を入れられる、教科書を捨てられるなど、イジメられるようになり、イライラ感、全身倦怠感が出現し、精神科クリニックに通院したことがあるという。そのため11月には、別の中学校に転校したが、中3の5月より、再びイライラ感、全身倦怠感、嘔気、下痢、不眠などが増悪し、朝起きられず、学校を休みがちとなった。土日は、友人の家に泊まりに行き、徹夜で遊ぶ。友人たちは、酒を飲みタバコを吸っているが、本人は飲んでいないという。放課後に学校に行き、公園やコンビニなどで、夜9時くらいまで友人と遊ぶ。夜中の1時頃に、電話で呼び出されたりする。そのような変化に心配した母親に連れられての受診であった。

どのように考え、どうしたか
　外来で、「あなたみたいに若くても、ストレスが多いと、身体が不調になることがあるけど、何か思い当たることあるかな？」と尋ねると、「ピアノのコンクールがもうじき。タバコを周りの人が吸っている。前は自分も吸っていたが飽きてやめた。周りの人はお酒も飲んでいる。でも私には酒は合わなかった」と答えた。「自分はどのように生きていったらいいのか？　どうしたらいいのか悩んでいるんだね」と話すと、「うん」と答え、「しんどいと思うけど大丈夫？」と尋ねると、ハッキリ「はい」と答えた。そこで「病院に続けて来る必要はないけれど、本当に困ったなと思ったら、もう一度、来

てくれますか？」と話し、それに対してもハッキリ「はい」と答えたのであった。
　同級生の間でのイジメやイジメられという友人関係の問題も認められたが、軽い逸脱行動の背景には、親の期待に応えて「真面目に頑張らなければならない」という気持ちと、親に反発する気持ちとの間で揺れ動く親子の問題があるように感じた。しかし、声、表情、雰囲気にエネルギーが感じられ、高校進学の目処も立っており、現在の状態を自分の力で乗り越えられるのではないかと考えた。医療機関への継続通院は、自身を病気と捉えるようになるというマイナスも多いと考え、「困った時の受診」に留めたのであった。
　2年後、2歳下の妹が受診してきた。妹の経過をまとめると次のようなものである。
　中2の秋より、腹痛が出現し、小児科で精査したが、特に問題はなかった。中3の11月頃より、腹痛が激しくなり、学校に行けなくなった。何とか高校受験をし、姉と同じ私立高校に合格したが、腹痛が長引き、卒業前、母親に連れられて受診となった。姉は2年前に当科受診後、ピタリと落ち着いたと親はいう。

どのように考え、どうしたか

　私は姉の時と同様に、「あなたみたいに若くても、ストレスが多いと、身体が不調になることがあるけど、何か思い当たることあるかな？」と尋ねると、「中2の時は、言葉でイジメられていた。中3の時は、物を隠したりしてイジメられていた」などと話していたが、途中から「一人で話したい」と言い、母親の退席を求めた。そして次のように述べたのである。
　「原因は母親です。いつも口うるさく言う。『ああしろ、こうしろ』と、うるさく言ってくる。それが嫌。姉も同じだった。母親に反発していた。でも、姉は高校になって、もう母親に言ってもダメだと言い、反発するのをやめた。そして『私（姉）は、大学に進学をして家を出る』と、私に言うようになった。だから、姉は今、一生懸命に勉強をしている」と話したのであった。姉は「合法的家出」を覚悟し、妹も苦しみながら、母親からの自立の道を模索

しているように思った。

　そこで姉と同様に「しんどいと思うけど大丈夫？」と尋ねると、ハッキリと「はい」と答え、「病院に続けて来る必要はないけれど、本当に困ったなと思ったら、もう一度、来てくれる？」と言うと、2年前の姉と同様にハッキリと「ハイ」と答えたのであった。親には、「本当に危ないと思うことは止めてあげてください。それ以外は、あまりヤイヤイ言わないで」と、姉の時と同様の助言をした。

　3回目、母親だけの受診があった。妹の母親への反発が一層強くなったという。それだけでなく、逆に母親を求めるところもあり、母親としてどう対応したものか、と悩むという。妹が何を悩んでいるのか、教えてほしいということであった。

どのように考え、どうしたか
　妹との話は秘密であると断ったうえで、「本人（妹）なりに悩んでいるのだと思います。できることはしてあげて。いけないことは禁止する。今は、粘る時期ですね」と助言した。「親というのは、本当に、難しいですね……」と母親は帰っていった。

　姉も妹も、中学校の同時期に、身体症状（姉・妹）や非行（姉）を呈した。その背景には、母親に反発し、母親から自立しようともがいている姿が見えた。しかし、二人には親と戦い、自立していく力があるように感じたので、必要最低限の支持、すなわち「どうにもならないと思った時には、必ず相談に来る」という約束を交わすことに留めたのであった。

　姉は自立を果たしつつあるし、妹ももがきながら自立しつつある。
　母親は姉妹に期待をかけ、いくらか支配的であった。それが、中学時代を苦しいものにしたかもしれない。だが、親にそれほど、問題があるとも考えなかった。期待と過干渉はあったかもしれないが、だからといって親に問題があるとは思わない。もしそうだとしたら、ほとんどの親が悪い親になってしまう。私には、姉も妹も母親も、誰も悪いとか問題があるとは思わなかった。思春期に子は親に反発し自立しようとするし、親はそれを受け止めなけ

ればならない。それをややこしくこじらせないために、姉と妹に一回ずつ会い、そのうえで母親に会った。したことは、話を聞き、「どうにもならないと思った時には、必ず相談に来る」という約束を交わしたことであった。

受診時に、「本当に困ったら、必ず相談に来てくださいね」と言うと、きちんと頷き、一回だけで終了する子どもや大人は少なくない。「何かあったら、相談に行こうと思いながら、何とか頑張れました」という手紙をもらったこともある。その手紙の主は、最後まで再受診はしなかった。「できるだけ、自分で頑張る。どうしても、無理だと思ったら相談に行ける」という人と場があるという感覚が大切なのではないか。精神科医療は、できるだけ、少ない関わりを心がけたいと思う。必要最小限の支持を心がけたいと、私はいつも考えている。

★支持してもらった、助けてもらったという感覚が強く残ることは、自尊感情を損なうことがあり、好ましいものではない。特に、助けすぎることは、自分の力で乗り越えるという体験を損ないやすいので注意が必要である。できる限り患者が自分自身の力で乗り越えたという実感の残る治療を心がけることが大切となる。それが、将来、何か困難なことに直面したとき、自分の力で解決しようとする力となる。また、何か困ったことがあっても、「何とかなる」といくらか楽観的に考える基盤となる。

おわりに──冷静で親身な第三者による支持

支持的精神療法は、甘い優しい言葉を話す、ある種の気休めであり、患者を子ども扱いするものである、という誤解がある。しかし、少なくとも支持というものは単なる甘さや優しさではない。支持とは、個々の患者が、自分の現実を受け止め、その人なりに生きていこうとすることを応援するというものである。それは時には、叱る、禁止するというような厳しい態度も含むものである。

ただ、地縁血縁による支持が少なくなった社会では、家族ほど距離は近くないが、近所のおじさん・おばさんというくらいの距離の関係が大切になってくる。それは、中立的というよりは、患者の側にいくらか肩入れするような存在ではなかろうか。冷静で親身である第三者的な治療者による支持が、改めて切実に求められているのではないかと思う。

参考文献
土居健郎『方法としての面接』医学書院、1977年、新訂版、1992年
中井久夫『中井久夫著作集・精神医学の経験　第2巻』岩崎学術出版社、1985年
ヴァルター・シュルテ（飯田　眞、中井久夫訳）『精神療法研究』岩崎学術出版社、
　　1995年
山下　格『精神医学ハンドブック　第7版』日本評論社、2010年
村上伸治『実戦　心理療法』日本評論社、2007年
青木省三、塚本千秋編『心理療法における支持』日本評論社、2005年

第6章

治癒機転
人が変わるとき

はじめに──患者の印象をどう統合してゆくか

　入院患者についての、多職種での症例検討会を行っていると、一人の患者に何が治療的であったのかについて、ずいぶんと考えの違うことがある。
　40代の抑うつ的な女性の入院が長期化していた。見方によっては、病院が家のようになってもいた。主治医は、「患者の苦しい気持ちを理解し、粘り強く保護的に関わる」ことが転機になるのではないかと考えていたが、看護スタッフは、「いずれは現実に戻らないといけないのだから、少し強く現実に戻ること勧めることが患者には必要なのではないか」と考えていた。しかし、作業療法場面では、病棟とは異なった、生き生きとした表情で革細工に取り組み、創造的な仕事は女性を変えていっているように見えたし、ケースワーカーは仕事に行き詰まり、親の看病に追われるゆとりのない生活に苦しみの一因があると生活を何とか変えようとしていた。病棟の掃除を担当する女性職員の「おばちゃん」は、患者の話が何となく緊張感のないものになっていると感じ「もうそろそろ、退院したほうがいいのではないか」と思っていた。
　その女性が、ある日、「退院をしてやってみます」と述べ、意外なほどにすっきりとした表情で退院していった。何が治療的で、転機となったのか……。多職種のスタッフのいずれの見方や考えにも納得させられるものがあった。後日、患者は「入院中は話しづらかったけれど、先生、あれ以上は入院しておられなかったのです。生命保険の入院給付金の支払われる期間は限

られているので。生活もありますし……」と述べたのであった。
　このように、患者は人と場によって異なった姿を示し、異なった印象を与えるものであるが、それぞれのスタッフは、自分との関係に引き寄せてその変化を理解しがちである。だが、それはあくまでも変化の一因にすぎず、時には、誰も知らない理由が主因となっていることもある。患者が変わるということを、自分に引き寄せすぎずに考えること、すなわち多角的、多面的に理解し、絶えず立体的な全体像を描こうとするという姿勢が何よりも求められる。ここでは、いくつかの治療を紹介し、治癒機転、患者が変わること、について考えてみたい。

1　きちんと尋ね、話を聴く

〔症例1〕境界性パーソナリティ障害と診断されていた20代の男性
　紹介状には、「希死念慮、リストカット、大量服薬など」「境界性パーソナリティ障害」という主訴・診断と、中3の時に、1年間、激しい「いじめ」を受けたことが記されていた。斜に構えた感じのA君と、父親が診察室に表れた。A君は「普段は、ボーっとしているんです」「何を見てもピンとこない。喜怒哀楽がない」という、離人あるいは解離様の症状を語った。
　「ボーっとした感じが晴れることは？」と尋ねると、「海辺にいるときと、古本屋にいるときが、少し楽……」と述べた。場所が具体的なのが心に残り、何か迷いのようなものがあると感じた。私はA君の目をしっかり見て、「私の勘違いかもしれないが、Aさん、君は、本当は何か困っていることがあるのではないか。もしよかったら教えてくれないか？」と尋ねた。A君は、私をしばらく見つめ、「少し話しが長くなってもいいですか……」と話しだした。幼い頃から生物や化学が好きで、科学者になって研究をしようと思っていたが、中学途中でのいじめを契機に、同級生や教師を信頼できなくなり、学校に行けなくなるとともに成績も下がり、これからどうしたらよいかまったくわからなくなったという経過の詳細であった。海辺では、図鑑に載っていた生物を見つけたのを思い出し、古本屋では、科学者になろうと思って本

を立ち読みしたことを思い出し、元気な時の自分を思い出すということであった。

どのように考え、どうしたか
　長い話を聞き終わった後で、私は「A君、君は、もうこれから先どうにもならないと思っているのではないか？」と尋ねた。「いろいろと考えたけど、目指していた大学には入れそうにないし。他の仕事は考えたことないし……。いつも、あれこれ考えて、何でこんなことになったのだろうと思ったら、ボーっとなってしまう」とA君は答えた。
　少し間をおいてA君に、「しかし、君の人生はまだまだこれから。作戦を練らないか」と提案した。A君は不思議そうな顔であった。「今のままの君で入学できる、君の好きな勉強ができそうな大学はないだろうか？　進路相談できる人は？」と尋ねると、いくつかの大学の名前があがり、高校の先生の名前が一人上がった。
　父親には次のように説明した。「A君は、これからのことをいろいろと考え、どうしたらよいかわからず混乱し、苦しんでいます。このままでは、A君は考えすぎて、より深い苦しみの中に入り込むことになる。思い切って、大学に入りそこから考えてみませんか？　A君には不本意かもしれませんが、今のA君が無理をせずに入れる大学を探し、その大学で、A君の元々の夢であった研究者の道を少しずつ模索するというやり方はどうでしょうか？」と話すと、「たしかにそれが、いちばん現実的ですね。とにかく今の状態を抜けださないといけないと思います」と父親も理解を示した。
　A君は、父親が高学歴を期待していると感じていたし、自分でも高いレベルの大学に入って優秀な科学者にならなければと思い込んでいた。種々の事情で学校の成績が落ちた時、A君は描いていた自分と現実の自分との乖離に苦しみ、混乱した。高いレベルの大学に入ることは出来なかったし、大学のレベルを落とすということもできなかった。描けない自分の将来を考えては、絶望的な気持ちになっていた。希死念慮、リストカット、大量服薬などは、そんな時に、起こっていたのであろう。「学校のレベルを落とし、目

標としていた研究者を目指す」ことは、A君の目標を「半分を捨て、半分を生かす」というものに変えるというもので、A君が自分の目標に折り合いをつけるということでもあった。

　その後は、現実的な進路などの話を数回した。高校の先生の反応は予想外によく、本人と家族から見れば、かなり「レベルを落とした大学」への進学が決まり、進学していった。初診以後、精神症状は、少なくとも私にはまったく語られず、家族との関係も落ち着いているということであった。大学入学後は、アルバイトやサークル活動を楽しみ、あまり勉強はしなかったが、元気になっていった。

　★私たちは漠然と、「患者は、自身の悩みや苦しみに気づいていない」と思いやすいが、実際は、はっきりと悩みや苦しみやその原因を自覚していることが少なくない。だから、患者に、きちんと尋ねることは大切である。意外なほど、尋ねられていない。困っていることは、自分の心の中に閉じ込めておけばおくほど、解決の糸口を見つけにくくなり、諦めや絶望になりやすい。どこかで、誰かに、話すことで、「どうにもならない」と思っていた自分の人生に、「もしかしたら」という希望を抱く。その瞬間が大切である。また、困っている状態から、安全に下りる道を探る、という発想は、いつも大切にしたい。

2　見通しと対策を説明する

〔**症例2**〕パニック障害で受診した40代の女性

　女性は、知人に付き添われて受診した。女性の初診の日は、再来での受診も多く、結果として、長時間、診察を待たせることになった。入室時、女性も付き添いの知人も怒っていた。「しんどくて遠方からはるばる来たのにどうしてこんなに待たなければならないのか。これでは、待っている間に、悪くなってしまう。ひどいじゃないか」としばらく怒りがおさまらなかった。

私は大変すまなかった旨を伝え、「でも、せっかくだから、話を伺いたい」と話した。
　いつも「ドキドキして息ができなくなる」という発作（パニック発作）が起こることを恐れビクビクし、実際にしばしば発作が起こっていた。5年あまりの病歴があり、「発作が起こったら」という不安のために、いつも夫に側に居てもらうように求めていたら、夫が疲れ果て、ついに女性の病気は「わがままだ」と言い始めたということであった。そのため、女性は家を出て、今は知人のところにいるという。診断としては、パニック障害と全般性不安障害を合併したものと考えられたが、問題を長期化させている要因の一つは、女性を取り巻く人間関係が、時間の中で複雑に変化し、こじれていることにもあると考えられた。
　女性はしんどくなりはじめた頃から、現在までの経過を話し、夫が理解してくれないことを述べたうえで、「もう治らないのか、どうしたら楽になるのか」と尋ねた。薬も十分過ぎるくらい飲んでいた。

どのように考え、どうしたか
　30分あまり話を聞いて、私は女性と知人に、今、あなたに起こっていることはこういうことではないかと思うと、階段を登って行くように増悪する図を描きながら説明した。「発作が起こると、再び発作が起こるのではないかと心配になり、心身が敏感になる。そのとき、発作が起こるとまた発作が起きるのではないかと、ますます心身が敏感になる。このようなことが繰り返され、しだいに病気のピークに登りつめるように悪くなっているように思う」と話した。女性は図に興味を示し、深く「その通りです」と述べた。そこで私は「これからあなたに大切なことは、この山をゆるやかに下っていくことです。このように発作が起こりながらも、心身の敏感さが和らぎ、発作が起こりにくくなることです」と、発作を起こしながらも坂を下っていくような図を、右半分に書き加えた。そして、心身の敏感さを和らげるためには、「家の中にこもらず、外に出て行く。自分の好きなこと楽しいことを増やす。つまりしっかり頑張って遊ぶことです。それと日々のしなければならないこ

とは、しんどくても続けてやっていくことが大切」と述べた。女性と知人の表情が和らぎ、笑顔さえ浮かべて、「今までいろいろなところに通ったけど、今日みたいな説明を受けたことはなかった。本当に、その通りだと思う」と述べた。

　それまで、硬く険しい表情で傍らに座っていた知人が、「実は私も、とても精神的にしんどい時期があって、一時期は死のうとさえ思ったことがあった。その時、がむしゃらに仕事をしたら治ったのです。この人もきっと、やりたいことをやっていけばいいのですね」としみじみと述べ、二人は帰っていった。その後、数カ月に1回受診しているが、外に出て遊ぶことを実践しはじめ、発作は次第に減り、行動範囲は広がってきている。

　この女性の場合、夫の関係をはじめとして人間関係がこじれ、それが原因となり不安障害が増悪し、その結果、人間関係がさらにこじれるという悪循環を形成されていた。5年あまりの病歴の中で、夫と女性の関係は破綻しかけていた。だが、そこに焦点を当てても、女性がよい意味で気付くことはなく、夫との争いをよけいに激しくさせるのではないかと考えた。

　女性にとって納得のいく説明し、女性の行動が変化することが、悪循環を断つには必要ではないかと考え、前述したような説明と対処法を伝えたのであった。脳の敏感さを和らげるために、頑張って遊ぶようにと「遊びを処方」したのである。

　ただ、これは私の見立てや説明がよかったという単純なものではない。何人もの精神科医や臨床心理士に相談し、それでもなかなか改善しないという経過の中で、あきらめかけたとき、ふとした転機が訪れる。チルチル・ミチルの『青い鳥』ではないが、大切な説明はすでに最初になされていることが少なくない。それも、ごく平凡なものであることが多い。ただ、それに気づくのに、たくさんの人と時間を必要とすることが多いのである。説明が伝わる時機は、長い経過の後に初めてやってくる。治療は、しばしば『青い鳥』を探す旅のようなものになるのである。

3　治癒機転とは、失望していく過程でもある

〔**症例3**〕不登校となり受診した女子高校生

　Ａさんは、進学高校に入学して1学期の半ば頃から、頭痛、腹痛、全身倦怠感などの身体の不調に悩み、内科で精査を受けたが異常なく、1年の10月に紹介されてやってきた。1学期の終わりから学校にも行くことができず、気分も抑うつ的であったという。Ａさんは高校に入学後、当初は張り切ってクラス委員に立候補したり、クラブ活動でも1年生のリーダー的存在となり、張り切っていたが、授業の進み具合も早く勉強も大変なこともあって、しだいに息切れしてきたようであった。1学期の中間テストの成績はこれまでに経験したことのない、ひどいものであったという。

　それまで勉強もスポーツもできる優秀な「良い子」として、自他ともに認めてきたＡさんにとっては、おそらく初めての大きな挫折であったのであろう。Ａさんがこころの中で、現実の自分を受け入れられず苦しんでいるように感じられた。

　予習・復習・宿題などの勉強は一切やめて、とにかく進級することだけを目標にしようという作戦（前述）で、1年生は何とかギリギリで進級することができた。

　2年生になり、順調な滑り出しのように見えていたが、やはり1学期後半から、パタリと行けなくなった。順調さが周囲の期待を強めたのか、Ａさんの中で「がんばらなくては」という気持ちが動き出したのか、それとも、それ以外のものか、その時の私にはよくわからなかった。いずれにしても、1年の時と同様に「必要最低限で進級」の方針をＡさんに話し、それでいくことになった。

　しかし、2年生でその作戦はなかなか難しく、しだいに進級に必要な出席日数ギリギリのところまで追い込まれ、2学期の終わりには、1日でも欠席すると進級は無理というところまで追い込まれた。その時、Ａさんは私に「先生、何かよい方法はないのですか？　私がこんなに困っているのはわか

っているでしょ。薬でも何でもいいから、学校に行けるようにしてください」と詰め寄った。口調も強く、私に怒りをぶつけてきた。私は「Aさん、あなたが困って苦しんでいることはよくわかる。でも申し訳ないけれど、私にできることはないんだ。しんどいけれど、一日一日、頑張っていくしかない。それ以外の方法はないと思うよ」と述べた。

Aさんは、しばらく私を怒っていたが、最後に「ひどい。私がこんなに苦しんでいるのに、先生は何もしてくれないのですね。もう、いいです」と言って、退室していった。

2日後から、Aさんは学校に行き始めた。以前よりも、晴れやかにすっきりとした表情であったと家族は述べた。それからの診察は、しだいにあっさりとしたものになり、3年生に無事進級し、卒業して、自分の道を歩いている。

「この治療者は自分を助けてくれる人かも知れない」という期待と幻想から、治療は始まるが、治療の過程とは、しだいにこの期待と幻想が裏切られ、少しずつ失望していくという過程でもある。そして、しだいに、助けてもらうという気持ちから、自分でやるしかないという気持ちが育ってくるのである。治療者に怒りをぶつけた後の数日間に、患者は、まず治療者に裏切られたように感じ腹立たしく、やがてがっかりし、最後に自分はどうしたらいいのだろうと考えたのであろう。

★治癒機転という意味でいえば、いかに安全に治療者に失望し、自分の力で歩もうという気持ちになるかが大切になる。私の受け持つ患者の一群は、そのスピードが遅いか早いかは別として、期待や幻想から、現実的に失望していくという過程を歩む。そして、治療者は心配してくれるが、助けてくれる力を持つ人ではないという存在になっていく。人が変わるとは、周囲の力ではなく、自分の足で歩みはじめるということを覚悟することでもある。思春期において、子どもが親を乗り越えていく、という心理的独立と同様の過程である。

4 患者の自己治療を大切にする

〔**症例4**〕頻回に入院を繰り返した60代の男性

男性は、ふだんは実にさっぱりしていて短時間の診察で終わるのであるが、些細なことをきっかけに不安抑うつ状態となり、その時は、切迫した雰囲気で受診当日に入院することを求めることを繰り返していた。毎回、入院すると2週間前後で症状が改善し、あっという間に退院するのが不思議であった。病院への依存の可能性も考えたが、あまりにもあっさりとした退院の仕方は、病院への依存とも異なっていた。やがて、近親者がうつ病で自殺していることがわかり、不調になると、「自分もうつ病で自殺してしまうのではないか」という不安が高まるために、切迫した入院希望になるものと考え、短期・頻回入院を引き受けていた。

しかし、入院の理由はそれだけではないことがわかった。男性はある時、「私は入院したら、一生懸命、話すんです。それがいいんじゃないかと思うのです。元々、商売をしていて、よく話していたが、やめてからは、昼間、女房と二人きりで、ほとんど話すことがないのです。それがよくないのではないかと思ったのです。それで、入院したら、他の患者さんたちの話を一生懸命に聞き、自分も一生懸命話すようにしているのです。それがいいんじゃないかと思うのです」と話すのであった。男性は自分の不調は会話の不足に原因があると感じており、入院で一番役立つのは、人と話すことであると気づき、男性なりの自己治療を行っていたのであった。

入院時、男性は、ベッドに横になっておらず、いつもデイ・ルームで誰かと話しており、スタッフから見ると、「本当のうつ病なのだろうか」と思う状態であった。時にはスタッフをからかったり、時には説教めいたことも言ったりするので、少し煙たがられてもいた。「自己中心的で、他罰的な性格」のように見えた。しかし、それは男性の自己治療としての「話し治療」の表れでもあったのである。治療者の考える治療と患者の考える治療は異なることは少なくないが、患者の考える治療には病気に対する自己対処としての意

味があることが少なくなく、大切にする必要がある。

　この男性は自身のうつ病の原因が孤独、すなわち「人と話をしないこと」と関係していると感じていたし、誰かと話したいとも思っていた。だからこそ、病棟が人と話す場になり、治療的になったのだと思う。

　しかし、ある時から、男性の入院はピタリととまり、以後、外来通院だけで、入院はない。不思議に思って、その秘訣を聞くと、「散歩がいいのではないかと思うんです」ということであった。患者は、朝昼夕と3回散歩に出るという。その昼の散歩では、必ず2、3カ所、友人のところに立ち寄り、話すようにしているということであった。入院して患者さんたちと話すことがよいと気づき、退院後に、「散歩に出て話す」ことをはじめたのであった。

　★患者は、しばしば自分なりに気づき、自分を変えようとし、自分なりの対処法や治療を考える。それが患者を苦しめるように働くこともあり注意を要するが、同時に治療のヒントが隠されていることが少なくない。いずれにしても、患者の自己治療に気付き、治療全体の中に活かすことが大切となる。

おわりに──治療者としての立ち位置

　治癒機転というものは、ハッとする、アレッと不思議に思う、今まで腑に落ちなかったことが、そうなのかと得心がいく、納得する、あきらめる、覚悟する、などというようなこころの動きが、患者の側に起こったときに、初めて生ずるものだと思う。患者が迷いながら、ふっと自分なりの答えにたどり着くということが、はじめて生きた転機や発見を可能にする。患者が自分なりの答えを見つけていくのを援助するという、さりげない援助を心がけたいと思う。

参考文献

　村瀬嘉代子『心理療法と生活事象──クライエントを支えるということ』金剛出版、

2008年
村瀬嘉代子、青木省三『心理療法の基本』金剛出版、2000年

第7章

うつ病・抑うつ状態

はじめに——抑うつ＝抗うつ薬とは言えない

　私はこれまで、基本的に抗うつ薬を主体とした薬物療法に、精神療法を併用しながら、うつ病の治療を行ってきた。しかし、現代は「うつ」の患者が増え、うつ病概念も拡大し拡散してしまっている。かつては、（一過性の）心因性の抑うつ状態とされた患者も、現代のうつ病概念では「うつ病」とされるようになっている。そうした状況で診療を行っていると、私は、抑うつ＝抗うつ薬とは考えなくなった。特に私の勤務するような総合病院精神科には、うつ病という病気なのか、人生のさまざまな負荷による疲労や反応なのか、鑑別が困難な人たちが受診してくる。病気か疲労かは別としても、その人たちが苦しんでいることには変わりなく、何らかの援助ができればと思い、日々の臨床を行っているのではあるが、薬をめぐっても勧めた方がよいのかどうか、迷う場合も少なくない。

　「うつ」と言っても、古典的なうつ病なのか、それとも心因性抑うつの範囲の抑うつ状態なのかを峻別するのは非常に難しい。私は、環境要因の関与の少ない中程度・重度の抑うつがうつ病であり、環境要因の関与の大きい軽度の抑うつはうつ病でない抑うつ状態と考えており、本章ではそれらの治療について検討したい。後者は、正確には適応障害と診断するのが適切かもしれない。

1 うつ病は、警告信号でもある

〔症例1〕自営業の50代の男性──「うつ病になってよかった」
　ある50代前半のうつ病の男性は、抑うつ気分、意欲の減退が持続しており、2回の入院治療を行ったが、なかなかすっきりとしない状態が続いていた。仕事が手につかない、考えがひらめかない、決断できない、すぐに疲れてしまう、などの症状のため、自営の工務店を閉じるというところまで話が進んでいた。抗うつ薬も充分量を処方したが改善せず、3回目の入院治療をしようかという話も出ていた。男性は40代のとき、早朝から夜12時頃まで働くという毎日で、40代の終わりには、仕事のトラブルや景気の悪さがきっかけで、うつ病になったのである。
　治療を始めて、2年あまりがたったある日、男性は突然、「先生、私はうつ病になって命を救われました」と言い出した。40代の頃、自営で頑張っていた仲間が、このところ相次いで倒れた。一人は心筋梗塞で亡くなり、一人は脳出血で亡くなり、もう一人も脳出血後、一命は取り留めたものの重い後遺症が残った。仲間のお葬式に参列し、若くして亡くなった友人の無念さを思い、残された家族の悲しみを思うととてもつらくたまらない気持ちになったという。その時、ふっとうつ病が自分を救ってくれたと感じたのだという。そして男性は「このごろ、女房と、『うつ病にならんかったら、ワシも死んでいたよなー』と話し、うつ病になったことを感謝しているんです」と言うのであった。うつ病に感謝しはじめてから、不思議なほど男性は回復しはじめ、閉じる方向に進んでいた自営業を再開するまでに至った。「○○さんはやりだしたらブレーキがきかないから、これからはうつ病の代わりに自分でブレーキをかけないとね」といつも自制を促しているのが、ここ10年余りの外来診療である。時に疲れがでることはあるが、元気に仕事を続けている。

　★「うつ病に命を救われた。うつ病に感謝している」という言葉は、重たい言葉であった。抑うつ症状は苦しいものだが、一面で患者を護る役割を果たし

ている。それ以来、私は、抑うつ症状の持つプラス面にも注目するようになった。

2　警告信号としての側面を生かす

〔症例2〕抑うつ状態となった40代男性
　男性は、8カ月前にＡ市内の本社に転勤となり、その結果、仕事内容はデスクワークが主となり、社員同士のコミュニケーションもあまりなく、上司ともおりあいが悪く、ストレスを感じるようになった。4カ月前から頭痛、肩こりが出現したため、脳外科を受診。最近になり寝つきはよいが午前3時くらいに目がさめるようになり、日中、眠気はないが倦怠感があり、飲みに行くのも億劫で、最近は誘いを断わるようになった。食欲も減退し、体重は8カ月で4kg減少した。以前を100点とすると今は50点。しかし、休日は外出しており、家族と過ごす時間は精神的に充実している、という状態で受診となった。
　受診時には「転勤して、ストレスのはけ口がない。以前はグループで行なう仕事であったが、今は一人でやる仕事。話すのは上司だけだが、その上司とも話しにくい。信頼できる人もいるが、忙しそうで話しかけにくい。『うつ』ではないかと思ってやってきた」と述べた。

どのように考え、どうしたか
　それに対して私は、「今はうつ病になりかけの、黄色信号が出ている状態。赤信号にならないように気をつけましょう。今の職場で話ができる人、理解してくれる人をみつけることが大切。それから今は新しいことに手を出さないように。家では仕事のことを忘れてのんびりと休養を。今よりもしんどくなったり、朝早く目が覚めるのが続くようだったら、次回は奥様と来院を」と助言した。患者は、疲れてはいたが、気分はそれほど抑うつ的ではなく、また何とか仕事もこなせていた。新しい職場にうまく馴染めず、孤立してい

るのが一番の心理的な負担ではないかと考えた。助言のみで処方は行わず、それ以来、患者の受診はない。

〔症例3〕うつ病の既往歴のある60代男性
　男性は、約20年前に離婚し、それを契機に抑うつ気分、意欲の低下が始まり、やがて「人が自分のことを笑っている。自分が笑われている」と感じるようになり、精神科病院にてうつ病と診断され、内服治療を受けたことがあった。その時は約1年間で改善し、それ以後、特に症状を認めなかった。半年前から、仕事で身体が疲れると、一時的に何もする気が起きず10〜20日寝込んでしまうようになった。その時は食事とトイレくらいにしか、布団からでない。その時期が過ぎると、またやる気が出て普通に仕事ができる。内科を受診したが特に異常を指摘されず、自分で「心因性ではないか」と考えて受診した。今は、転職を考えていると述べた。
　初診時、「以前に、うつ病を？」と尋ねると、「はい。でもそれはもう完治しています。その時とは異なって、身体がつらく、また腰が痛く、1週間から20日間くらい寝込んでしまうのです。気持ちがしんどいのではなく、身体が疲労している感じで、以前とは違うのです」と述べた。「このところの仕事はどうでしたか？」と尋ねると、「鋳物の仕事で、重いものを持たなければなりません。僕の体力では足元がふらふらします。終わって帰ってきたらくたくたです」と応えた。

どう説明したか
　「少しずつ疲れが貯まり、その疲れがまとまってドサッと出て、休んでしまうのですね。今は『うつ病』の手前ですね。これで疲れが出てこないと、本当にうつ病になってしまうように思う。疲れが出て休むことによって、リセットされているのだと思います。この症状はいわばあなたの身体からの黄色信号。この症状をとってしまうのは考えものですね」と私は助言した。患者は「私も仕事が合っていないのではないかと思っていました。私は違う資格を持っているので、転職しようと思います」と述べた。私も「たしかに仕

事の内容も、そのほうが合っておられるかもしれませんね」と私なりの助言をした。この患者の場合も処方を行わなかった。

★抑うつ状態は、身体的・心理的な変化や負荷の結果であるが、同時に、身体からの警告信号と考えられものでもある。その場合は、「警告信号を生かす」という助言のほうがよい。個々によって異なるが、このような場合、薬を勧めることは少ない。

---

3 薬を処方しないことで安心する場合がある

〔症例4〕抑うつ状態の50代の男性

男性はいくらか抑うつ的な表情であったが、話に抑制はなく話しぶりにも大きな問題を認めなかった。妻は、最近になって「仕事をやめる。やめる」と繰り返し言うようになり、ため息も増え、不調に気付いたと述べた。30年近く働いてきて、(遅めの昇進ではあったが) 50代半ばに中間管理職となった。男性の話によると、それまでは普通に元気に働いており、困ったことはなかった。管理職になると、それぞれのグループに指示を出し、調整しなければならなかったが、特にこの半年はその仕事ができなくなっていた。それだけでなく、何か事故が起きると責任をとらなければならないということであった。数年前に、死亡事故があって、そのときには管理職ではなかったが、管理職はとても大変だと思ったという。

どのように考え、どうしたか

抑うつ気分や抑制症状などを尋ねると、認められはするものの、それほど著しいものではなかった。男性にも、ピタッとくる感じがないようであった。仕事の負荷と、その負荷を受けとめる男性の側の問題の両者による適応障害と考え、通院加療の診断書を記そうと、「どのように書くと職場の上司にうまく理解されますかね……、○○さんはどう思いますか？」と尋ねると、じ

っと黙りこんでしまった。その時、「そうなんです。これなんです」という言葉が出てきた。「決断できない？」と尋ねると、「そうです。それに困っているのです」とはじめて、自分の状態にピッタリとした言葉だと述べた。男性は判断に自信がなく、決められないままに時間が過ぎていくことに困っていた。広い意味での抑うつ状態、環境要因と本人の性格などに起因する適応障害と考えた。そのことを男性に説明し、環境調整が大切で、薬は今は必要にないように思うと話した。男性は「薬を飲まなくてよい、というのはうれしい。私の親戚と知り合いにうつ病で薬を飲んでいる人がいて、その人たちが、薬の副作用に苦しんでいる。飲まなくていいのはうれしい」と述べた。

男性の親戚や知り合いが困っていたのが、うつ病の症状なのか、薬の副作用なのかはわからないが、「薬を飲むのは大変なことである」という考えが男性と家族にはあった。環境調整と休養が重要で、薬を飲むほど重症ではないと説明したことは、男性の場合には安心させることになった（薬については誤解している可能性が高いが、信頼関係が充分築かれないうちに、その誤解をとくのはなかなか困難である）。男性は、「会社に迷惑をかけているので辞めたい」とも述べたが、今は「大きな決断をせずに復職をしましょう」という提案を受け入れ、3カ月後に復職した。1、2週間に一度の割合で通院してもらったが、抑うつ症状は1カ月程度で改善し、復職後は、管理職をはずしてもらい、元気に働いている。

★薬に対するイメージや思い出、期待や不安について理解し、話し合ったうえで、処方することが大切である。

4 休養のみを処方することもある

〔症例5〕抑うつ状態の40代男性

初診時、男性は、「嫌々、管理職を引き受けたが、部下に本当に困った人物がいて、その男の顔を見ると思うだけで気分が苦しくなる」と述べた。実

際、顔には苦悶が滲んでおり、抑うつ気分も、意欲の低下も認められ、「薬を少し試してみませんか」と尋ねたが、「1カ月ほど休んで元気が出なかったら、管理職をやめようと思っている。平社員でよい。薬は飲まずにやってみたい」ということであった。非常に心配だけれど、家で休めるだろうかと尋ねたら、「家で休めると思う。家では仕事のことは考えない。休職のための診断書を書いてほしい」と述べた。その後、休職期間中に一度来てもらったが、仕事から離れることで、ゆっくりと休むことが出来ていた。1カ月後に復帰し、しばらくして配置転換となり、その後元気に働いている。

　薬を飲むか飲まないかは、休職期間中にどのくらい休めているかに関係する。意欲はあまり出ないが、まずまず気持ちよく休めているような時には、薬は必要ないであろう。

　このように診断書だけを書いて、休養をしてもらった人がいるが、その人たちの予後はだいたい良好である。

5　プラセボ効果を最大限に引き出す

　プラセボ効果と言われているものを考えてみよう。たとえば抗うつ薬の臨床試験では、プラセボでも、40％くらいの効果を発揮している。きちんとスケジュールを管理して、医療関係者と頻繁に面接することや、抑うつ状態の中に反応性、心因性のものが多く含まれていることなどが、プラセボ効果が高い理由としてあるのだろうが、これは処方する人と処方される薬への期待の効果と考えられる。抗うつ薬のほうが効果において有意に勝っているとはいえ、抗うつ薬なしで、改善する一群があるのは確かなのである。この一群に抗うつ薬を処方するメリットはあるのだろうか、と素朴に思う。この一群と、抗うつ薬が必要な一群とを見分けていくことが、今後の課題ではないかと思う。

　繰り返しになるが、私は多くの場合、抗うつ薬を中心とした薬物療法を行っている。しかし、抑うつ状態＝抗うつ薬という、安易な思考に陥らないように、一人ひとりの患者応じて、きめ細やかに考えていくという姿勢が必要

ではないかと考えているのである。

おわりに——抑うつ状態を自然回復へと導く道筋とは

　うつ病は、本来、回復する病いだった。再発はあるかもしれないが、元に復するので、抑うつ状態の時期は「病相期」と呼ばれると、学生時代に習った。今でも病相期という言葉がふさわしいうつ病を診ることは多いのだが、もっと診ることが多いのは、仕事や家庭などの環境要因の影響の強い抑うつ状態である。一昔前であれば、地縁血縁という人と繋がりに支えられ、これらの抑うつ状態は自然に癒えていっていたものかもしれない。このような抑うつ状態の人が、近くに人との繋がりをもたず、精神科を受診することが多くなってきたのではないかと感じている。

　その際に、まず考えなければならないのは、抑うつ状態の人を無理のない自然回復へと導く道筋である。多くの場合、求められているのは「人の繋がりを取り戻す」ことを含めた環境の調整であり、薬は補助的なものである。できれば使わないことが望ましい。

　もちろん、抑うつ状態が強ければ、当然であるが抗うつ薬などの投与を考える。うつ状態として思考が悲観的となっているときには、現実の問題に対する対応も、ゆとりをもって考えにくい。たしかに環境要因や心理的要因が強い場合でも薬物療法が重要な場合はある。ただしその時でも、薬物療法がすべてを解決してくれるわけではない。「人の繋がりを取り戻す」ことを含めた環境の調整は不可欠なのである。

参考文献
笠原　嘉『うつ病臨床のエッセンス』みすず書房、2009年
斎藤　環『「社会的うつ病」の治し方』新潮選書、2011年
青木省三『精神科臨床ノート』日本評論社、2007年

第8章

双極性障害

はじめに――症状のプラス・マイナスを理解する

　躁うつの波があったとしても、薬物療法をすぐに行うかどうかは慎重に検討するように心がけたい。もちろん躁うつの波には生物学的な要因が関与していることは言うまでもない。しかし、同時に心理・環境的要因も強く関与しているからである。

　まず、躁うつの波を強めている心理社会的要因がないか考える。それだけでなく、躁うつの波に対して薬物療法を行わずに、心理社会的要因を調整しながら自然な経過をみることが可能かどうかを考える。たとえ、薬物療法をはじめる場合でも、心理社会的な要因への配慮は不可欠である。それは、躁うつの波を薬物療法で治療すると、その人の生き生きとした部分がなくなる場合もあるからである。

　なお、本章では、薬物療法を行わなかった例を出すが、誤解を避けるために言っておくが、これは薬物療法に反対しているという意味ではない。私自身、多くの例で薬物療法を行っているし、薬物療法が不可欠な例が実際には多いのである。

1　躁うつの波を生かすことはできないか

〔症例1〕双極性障害――ある中堅企業の社長

　50代の男性が、「私は、明らかな躁状態も経験しており、抑うつ状態もあ

る。きちんと治療をしたほうがいいだろうか」と受診してきた。にこやかで、張りのある声、押しの強い口調で、とても迫力のある存在感のある人物だった。親から引き継いだ会社を、思い切った経営方針で成長させてきた。「同業者からは『やり手』と言われている」ということであった。しかし男性によると、抑うつ状態の時は、後悔、自責、自殺念慮で苦しみ、家に引きこもって寝ているということだった。

　家族の情報などを総合し、双極性障害と診断し、治療を勧めることも考えた。しかし、軽躁状態を仕事や人生に生かして働いている人の治療は難しい。軽躁状態を失ってしまうことが、必ずしも躁うつの波をおだやかにするとは限らない。

どう考えたか

　そこで、治療することのプラスとマイナスを考え、それを率直に説明しようと考えた。「治療すると、自分を責め死ぬことを考えるという、抑うつ状態は軽くなる可能性がある。しかしその代わりに、会社社長として、軽躁状態を生かし、大胆な発想と行動力で企業を発展させる。パーティなどで、にこやかに声も大きく、堂々と挨拶し、皆をホーッとうならせる。リーダーとしての迫力・存在感を感じさせる。……つまり元気で活動的な軽躁状態・躁状態もなくなる可能性が高い」と説明した。そして、「あなたにとって、これはどのくらいプラスと、同時にマイナスをもたらすだろうか？」と尋ねた。

　すると、「私の父も躁うつ病だった。父親は薬を飲んでいて、晩年は勢いもなくなっていた。父親が決定的に悪くなったのは、人前で挨拶しようとした時、言葉がでなかったこと。それ以来、人前に出られなくなり、若い私が全部、代わりをした。若い時には元気で精力的だった父親がこんな情けない姿になったかと思うと、つらくてたまらなかった」と話すのであった。男性自身、双極性障害の薬物療法が、決して単純なものでも、楽観的なものでもないことを、すでに気づいていたのであった。薬物療法を受けることは、何よりも父親の治療経過に自分を重ねてしまい、薬のプラスよりも、薬の副作用や副作用への不安というマイナスを大きくとらえるのではないかと考えた。

第8章　双極性障害

どうしたか

　男性は、「先生は私が治療を受けたほうがいいと思いますか？」と、改めて私に尋ねた。「教科書には、双極性障害は病気であり、薬物療法をするように書いてあります。実際に多くの人に、私も治療を勧めています。でも、あなたの場合、軽躁状態がなくなると、大胆な発想が浮かばなくなったり、人前で堂々と話せなくなったりする。そのほうが失うものが多いのでないかと思ったりします」と私は説明した。男性は、少し考えた後に、「たしかに、私もそう思うのです。抑うつ状態はじっと我慢していれば何とかやり過ごせる。社長だから、ある程度の自由もききます」と答え、それを受けて私は、「それでは思い切って治療をしないということでやってみませんか。ただ、一つ約束してほしい。うつの時に、死にたいという気持ちが浮かび始めたら、すぐに外来に来てほしい」と話したのであった。

どうなったか

　それ以来、男性は定期健診のように、1、2年に1回、やってきて、その間の経過を話し、方針を確認することを続けている。躁うつの波はあるが、何とかうまくやっている。これまでのところ、薬物療法は行なっていない。10年あまり、経済不況の中、会社は引き続き、成長・発展している。
　ただ最近は、皆が定年になる年になったので、自分も次世代にバトンタッチをしたいと言うようになった。だが、私は「バトンタッチをして責任がなくなると、躁うつの波が激しくなるように思う。もう10年走り続けてください。それから、少しずつ荷物を渡していくことを考えましょう」と話している。

　この男性から、軽躁状態・躁状態を奪うと社会的な活動ができなくなってしまう。しかし、抑うつ状態での自殺は何としても防ぎたい。そのため、自殺ということが頭に浮かび始めたら、ともかく早く受診する。その時は薬物療法も検討する、と約束した。フォローはするが、投薬は慎重に行なう。するとしても、短期間の投薬が望ましいと考えたのである。

また、会社経営という責任感があったからこそ、双極性障害として決定的に破綻しなかったのではないか。役割や責任が波の振幅をいくらか抑えているのではないか。そう考えて、責任を急に減らさないように助言したのである。
　組織のトップ、会社社長、研究者など、自分で責任をとらなければならない仕事についている人に双極性障害が多いという印象を抱いている。古典的なうつ病が、中間管理職的な、上司と部下の板挟み的な状況で起こりやすいのと対照的である。双極性障害は、役割や責任が、負荷になるが、安定もさせているのではないかと感じている。

　★躁うつの波のプラスを活かし、マイナスを防ぎながら、振幅がしだいにおだやかになり、間隔があいていく可能性を探る。

2　躁うつ的な「生き方」と考えてみる

〔症例2〕50代後半の双極性障害の女性
　女性は、「躁うつ病の治療をしたほうがいいかどうか」と受診してきた。10年近く前に、親が病気になり、それを機に30年近く勤めていた仕事をやめ、親の看病をするようになった。その後、親は亡くなり、一人暮らしになった。その頃より、女性は躁とうつを繰り返すようになったという。躁の時は、多弁で活動的となり、浪費する。うつの時は、思考が自責的となり、意欲も低下するという。これまでいくつかの精神科クリニックを受診し薬を処方してもらったが、薬を飲んでもよくならず、いずれも数回で通院をやめたという。女性は、「私は躁になると買い物をするんです。でも、買い物というよりは、人と話したくなるのです。躁になると、寂しくなって外に出て、お店の人と1時間くらい、話をして服を買うんです。すると、気持ちが楽になるんです」というのであった。「誰か他に話し相手は？」と尋ねると、女性は一人暮らしで、限られた近親者や友人とも、最近は疎遠になり、話し相手がいな

いということもわかった。うつの時も寂しいが、軽躁になると寂しさが抑えられず、人恋しくなり、街に出て買い物しながら店員と話していたのであった。「お金が大変でしょう？」と尋ねたら、「これまでの貯金や退職金もほとんど使ってしまいました。でも残りの人生を生きていくお金には手を付けず、○○万円残しています」ということだった、「うつの時がとても苦しいのではないですか？」と尋ねると、「うつの時は何もする元気がなくなり寝ています。ただ、死にたいとまで思うことはない」という。

どう考えたか

① たしかに、女性には躁うつの波があり、双極性障害と考えられる。女性は、うつの時には人と会うのがしんどく、約束してもキャンセルする、躁の時には友人に電話をかけまくる、ということが続き、長年の友人や親戚も疲れ果て、しだいに友人や親戚との付き合いも少なくなり、この数年はほとんど付き合いがない状態になっていた。女性の買い物とその際のおしゃべりには、「人との交流を金で買う」という意味があり、女性から安易に買い物とおしゃべりをとってしまうと、決定的な孤独に陥ってしまうと考えた。躁うつのスイッチを入れたのは別のものであったが、少なくとも症状を持続させている一因は、女性の孤独な環境ではないか、と考えた。

② 女性は、これまでの貯金と退職金を切り崩していく生活で、それに加えて躁状態の時に高額な買い物をするので、残ったお金は少なくなっていた。だが、60歳で受給できるようになる生命保険の年金と、万一の時のためにためている貯金には手を付けずにいるということであった。

③ 孤独な状況のままで、薬物療法に導入すると、薬の効果を実感する間もなく些細な副作用が不安となり中断になるのではないだろうか。それだけではなく、もし薬が効を奏して躁状態・軽装状態が和らいだとしたら、女性は、残された人との交流の機会さえ失ってしまうのではないだろうか。そう考えると不用意に薬物療法に導入できないと考えた。

どうしたか
① 何よりも求められているのは、躁の時もうつの時も、変わりなく女性に関わり続ける人、日常的に雑談や心配をしてくれる人であると考えた。そこで、身内との繋がりを取り戻し、友人や親戚との関係を修復することを、第一の治療目標とした。そのために、まず、自分には気分の波があることを話し、もう一度、付き合いを始めることを勧めた。そして、躁うつの気分にまかせて行動すると、友人や親戚もくたびれてしまうので、「躁の時には控えめに、うつの時には縁が切れないように」と付き合い方を助言した。

② 受診時は軽躁状態であるにもかかわらず、女性が生きていくお金、生活していくお金については、(やや楽観的ではあるが) 堅実で合理的に考えていたので、躁うつの波を安定させることに話題の焦点を当てず、人生の安心の基盤となる貯金の増減、特に減らないための工夫に話題の焦点を当てるようにした。お金という具体的な数字となって現れるものが、躁状態の買い物などへの一番のブレーキになり、また躁状態全体へのブレーキになると考えた。

③ 薬は、慎重に経過をみて、場合によっては検討することにした。

　その結果、人間関係を徐々に取り戻すとともに、女性の躁うつの波はおだやかなものになり、それまでほど、女性を振り回さなくなった。

　その後、女性は数カ月に1回、自身のやり方を点検するかのように受診している。私は、いつも数カ月のお金の収支と貯金残高を尋ね、楽しみながら生活し、できるだけお金を減らさないことについて、話し合っている。女性は、豪華な海外旅行や買い物などを楽しんだりするが、その際は普段の生活を倹約している。人生を楽しみながら、生活するお金も計算するという方針が、女性には納得がいったようなのである。

　神田橋條治が、双極性障害の人の精神療法のコツは、「気分屋的に生きれば、気分は安定する」「小さな気分屋的生活は大きな波を予防する」と指摘しているが、双極性障害を気分屋的生活にしていくことはとても大切である。

★躁うつの波をもつ人の人生の生き方・楽しみ方を出来る限り大切にする。
★躁うつ的な「生き方」と捉えてみる——「生き方」として力を発揮できないか。

　統合失調症やうつ病として失調しやすい人が、人類の歴史のある時代には適応的、時にはエースであった可能性については、すでに中井久夫によって指摘されている。統合失調症をもつ人の「生き方」（たとえば、中井の「世に棲む患者」）、双極性障害をもつ人の「生き方」（たとえば、上述の「気分屋的な生き方」）、自閉症スペクトラムをもつ人の「生き方」、注意欠如・多動傾向をもつ人の「生き方」など、その人に合った「生き方」を考えることは、治療や支援をする際に有益である。

　また、その人なりの「生き方」が妨げられた時に失調し、疾患や障害として顕在化してくると考えたほうが適切に理解できる場合が少なくない。人と距離を置いて生きていた統合失調症の人が、近くに接近してくる人との出会いの中で混乱し、急性の興奮状態に陥ることがある。頑張る時もあれば調子の出ないときもあるという、ムラのある仕事ぶりながら、自分のペースでなら仕事できる人が、大きな組織に就職し規則的な仕事を求められたり、結婚をして配偶者に合わせた生活を求められた時に失調し、双極性障害として破綻する場合もある。慎重に一つひとつを丁寧に確かめながら生きてきた自閉症スペクトラムの人が、慌ただしく急かされて、混乱する場合や、自分なりの切り替え方法が使えなくなって抑うつ状態となる場合がある。

　このように考えると、治療や支援は、その人なりの「生き方」を取り戻し、その人なりの「生き方」が一番良い形で現われるのを目指すことではないかと思う。たくさんの現実的な制約と折り合いながら、その人の良さを生かすことを目指すのである。双極性障害的な生き方、自閉症スペクトラム的な生き方などが実現されている時は、障害として失調する危険性は減ってくるのではないかと考えているのである。

3 治療を勧めない場合もある

〔症例3〕躁うつの波を訴えた30代初めの女性

女性は「気分が落ち込む、死にたい、ネットで自殺のサイトを見ている」という主訴で外来を受診した。話を聞いていると、幼小児期より、母親からの暴力を受け、物心ついた頃より、抑うつと希死念慮があったという。正確に言えば、初診ではあったが、初対面ではなかった。数年前から、何度か知人の付添いとして私の外来を訪れており、その顔を覚えていた。

10代半ばに家出し、以後、親とは同居せずに生活している。その後、10代半ば、20代初め、30代初めに、3回の抑うつ状態を経験したという。いずれも親とのケンカが誘因であったとのことであった。その間に、軽躁と考えられる時期も何回か繰り返していた。

「3回の抑うつ状態はどれが一番激しかったですか？」と尋ねると、抑うつ状態の程度は、最初の10代半ばが最も激しく、次いで20代始め、最近の30代の抑うつ状態は比較的軽かったという。自殺念慮が湧いてきた時の行動も、最初はビルの屋上に上がって飛び降りようとしていたが、最近は自殺サイトを見る程度になっているということであった。軽躁状態も、回を重ねるごとに程度が軽くなっているという。

「気分がハイなまま行動していると落ち込むということが自分でもわかり、行動をセーブするようになった」と、いくらか自分でコントロールできるようになっていた。女性は、ある難しい資格をもっており、そのため、コンスタントではないが、自分のペースで仕事ができ、生活するのに充分な収入も得ていた。

女性は、最近でも、母親と接触すると、過去の記憶がフラッシュバックするという。友人は、「なぜか、同じような大変な過去をもっている人ばかりで、皆、希死念慮がある」ということであった。

どう考え、どのように説明したか

　私は女性から聞いた経過を図に書き、本人に見せながら説明した。
　「あなたは、苦しい中、頑張ってやってきた。とても立派だと思う。正確にはあなたの側にいる人の話を聞かないとわからないけれど、あなたの話を聞く限り、軽躁状態と抑うつ状態を繰り返しており、双極性障害の可能性があるように思う。双極性障害の場合、教科書的には、気分安定薬の服用が勧められる。気分の安定に役立つというエビデンスもある。だけど……、私はあなたにあまり薬を勧める気持ちにならない。第一に、うつも躁も、この15年間で次第に軽快してきている。第二に、あなたはたしかに病気の部分があるかもしれないが、それよりもあなたの人生の問題に苦しんできた。しかも自分なりに乗り越えかけたと感じている。だから、もう病気として病院に通うことは、あなたにはあまり必要ではないように思う。あなたは、あまり病院に近づかないほうがよい。……ただ一つ、約束してほしい。どんなことがあっても、死んではいけない。死にたくなったら、絶対に病院を受診してほしい。その時には、時間を限って、薬を出します」と話した。その時、女性は、ふっと和らいだ表情になって、「先生に、そう言われて安心しました。付添いで来ていた時から、先生はなかなか薬を出さない医者だと思っていた。だから、今日、安心して受診したのです」と話したのであった。
　最後に、「あなたの人生のこれからに、少しでも平和で楽しいことが増えていくことが、一番、大切だと思う。そして、お母さんとの接触は、これからもできるだけ避けるのがよいと思う」と付言した。
　女性が双極性障害かどうかは、確かではない。女性は自分の苦しみを、人生の悩みや苦しみと捉えたらよいのか、それとも精神疾患と捉えたほうがいいのか迷い、揺れ動いているように思えた。ただ、知人の付添いで私の外来を訪れたとき、私が相談だけに留め、薬を勧めなかったのが、今回、私の外来を訪れた理由であり、薬を飲まずにやりたいというのが、女性の気持ちのようであった。抑うつ状態での自殺念慮とそれに基づく行動も、しだいに勢いが弱まり、おだやかになっており、本当に困った時の受診で何とかやれるのではないか、うまくいけば受診をせずにこのまま落ち着いた生活に向かえ

るのではないかと考えた。

　この女性には、人生の中で双極性障害様の波とうまく付き合いながら、人生を大切に生きていくことのほうが、むしろ人生を安定させ、その質をよいものにするのではないかと考えたのである。

　　★治療を勧めないことのほうが、プラスが多い場合もある。

参考文献
神田橋條治『第1回　福岡精神医学研究会講演記録』（2004年10月）
中井久夫『世に棲む患者　中井久夫コレクション』ちくま学芸文庫、2011年
中井久夫『分裂病と人類』東京大学出版会、1982年、新版、2013年
加藤忠史『双極性障害――病態から治療戦略まで　第2版』医学書院、2011年
内海　健『双極Ⅱ型障害という病』勉誠出版、2013年

第9章

躁うつと人生

1 頑張ろうという気持ちが気分をもちあげる

　頑張ろうと思う気持ちをもったり、仕事が忙しくなり集中したりすると、気分が高揚し躁状態になる人がいる。頑張りや集中が気分をもちあげるのである。

〔症例1〕エンジニアの中年男性
　ある40代の男性エンジニアは、期限の区切られた注文が入り、「よし頑張るぞ」と気合いを入れて張り切って仕事に臨むと、気分が高揚し、仕事のスピードと質も上がるのだが、同僚や家族に対して怒りっぽくもなるのであった。仕事が終わった後に、やって来る抑うつ状態は苦しいものであるが、その時期に仕事が入っていなければ何とかしのいでいくことができるということであった。

〔症例2〕管理職の中年男性
　ある50代後半の男性は、外洋船舶による貨物輸送の準備や調整をする仕事をしていた。嵐や台風などで、積荷の到着時間が遅れることがあると、大量の貨物の遅延の連絡や国内での配送の手配などで忙しくなる。その時、「これは大変」と連絡や手配を頑張り始めると、気分が高揚し、その期間が過ぎた後しばらく高揚が続き、毎晩、飲み屋に出かけ高額なお金を使うことが続くのであった。

このようなタイプの躁うつの波をもつ人は、軽躁状態がなくなると仕事ができなくなる。あるいは、軽躁状態が抑えられると不全感が強く、抑うつ状態が強くなることが多い。前述した2人の場合は、「あなたの仕事では、短期間に集中しなければならないのはしょうがない。その時、気分がいくらか高揚するのもしょうがないでしょう。だから、気分の高揚をうまく利用しながら、職場でのトラブルや浪費などをいかに少なくしていくかが課題ですね」などと助言した。なお、二人の男性には、ともに気分安定薬を処方している。
　このように仕事が忙しくなり、その際の頑張りや集中が気分を持ち上げる人の場合には、頑張りや集中とその結果の軽躁状態について話し合う必要がある。頑張りや集中が質の高い仕事というプラスになって現われている場合には、仕事以外の面に軽躁状態の及ぼすマイナスや、その後に来る抑うつ状態のマイナスなどを含めて、プラス・マイナスの計算をきちんとする。マイナスの方ばかりに目を向けて治療を開始すると、プラスを失う結果を招くことがある。マイナスが抑えられないだけでなく、プラスも失うという、結果としてマイナスを増やしてしまう治療となることもある。
　躁状態となり、入院治療を受けたこともある2例目の男性に、落ちついた時に、「躁状態でたくさんのお金を使ったことに後悔はしないか」と尋ねた時、ニッコリ笑って「また貯めて使います」と応えたのが心に残っている。男性にとっては病気というよりは、生き方というほうが適切かもしれないと思った。
　加藤敏が職場結合性気分障害と言うように、このような軽躁状態は私たちの社会が求めているものと言うことができるかもしれない。このようなケースの場合も、神田橋條治が言うように、うまく「波にのる」ことのほうが、躁うつの波をおだやかなものにすると、私も考えている。双極性障害を躁うつ的な「生き方」の失調と考え、発症した双極性障害を躁うつ的な「生き方」に変えていくことはできないかと考えている。

★頑張りや集中が軽躁状態をもたらすことがある。

2 人生の負荷と躁うつ

　もう一方で、躁うつの波に動かされるように、躁の時には何かをしようとし、うつの時には意欲がなくなるという、症状の変動に気分や意欲や行動が振り回されているように見える人もいる。それは躁の程度が強い人に多く、心理環境要因の影響をあまり受けないように見える。直接の誘因となるような出来事は見つけられないか、些細なものであることが多い。だが、生活背景の大きな変化に目を向けた時、月や年の単位で、生活が変化し負荷の多い毎日になっていることも少なくない。治療では気分調整薬などの薬物療法と同時に「生活を緩めていく」ことが重要となる。

〔症例3〕50代の双極性障害の女性
　女性は、躁うつの波に振り回されるように躁状態と抑うつ状態を繰り返していた。炭酸リチウム、バルプロ酸などを十分量用いたがなかなか改善せず、数年後に自己判断で薬を眠剤だけにしてしまった。そのような経緯で減薬となったが、その後、徐々に女性は波の振幅がおだやかなものになっていったのである。私には改善の理由がわからなかった。だが一つだけ彼女の環境で改善したことがあった。2人の子どもが大学を卒業し、堅実な企業に就職したのである。女性自身が「ほっとして安心しました」と述べたが、明らかに2人の子どもが就職した頃から、躁うつの病像がおだやかになった。「うつの時に、元気はでないけど、どうにも言いようのない苦しさはなくなりました」という。躁になると「朝4時頃に早く目が覚めるようになるのだけれど、このまま起きて動き出したら、前みたいに躁になると思って、7時頃まで布団の中でじっとしているのです」と女性なりの対処行動を述べるようになったのである。躁うつの波に振り回されていた状態から、自分で躁うつとうま

く付き合うようになったのである。

　このように、家族や生活などの生きていく基盤が不安定な時には、躁うつの波はその振幅と病相期間が大きなものとなるが、生きている基盤が安定するとともに、波が和らぐ例は稀ではない。

★平和で安全な基盤や人生が、躁うつの波をおだやかなものにする。

参考文献
加藤　敏『職場結合性うつ病』金原出版、2013年

第10章

パニック障害

はじめに──パニック発作をどう意味づけるか

　パニック発作は、動悸や呼吸困難などの身体症状と同時に死の恐怖を伴うものであり、言葉では言い尽くせない恐い体験である。以前は「心因性」の代表的な疾患と考えられていたが、パニックを誘発する物質や生理的な条件などが明らかになり、またパニックを引き起こす直接の誘因がないことも多く、「心因性」という説明は適切ではないと考えられるようになっている。しかし臨床現場で診ていると、「身体疾患」と捉え、薬物療法を行えばよいという単純なものでもないと思う。

　私は、パニック発作の治療を考える際に、パニック発作が、人生に不意に現れた苦痛な異物としてではなく、その人の人生に、何らかの意味あるものとして位置づけられる可能性を探る必要があると考えている。パニック障害を疑った時、その人の人生の中でのパニック発作の意味を考え、パニック発作にプラスの意味づけができないか、と思うのである。

　バーロー（Barlow, D.H.）は、パニックの基礎的な情動を恐怖とし、差し迫った危険を認知した際の急性反応とし、すべての人間に内的な警報システムが存在すると述べている。さらに警報を、真の警報（間近に危険が存在する）、誤った警報（パニック発作）、学習性の警報（条件づけられたパニック発作）の三つに分けている。私もパニック発作を、生体の危機に対する警報の誤作動と捉えるところから出発している。

1 パニック発作は警告信号でもある

〔症例1〕30代前半の男性、Aさん
　Aさんは、ある晩、突然、胸が苦しくなり心臓がドキドキし、「死んでしまうのでないか」と思い、救急外来を受診した。その後も少し息苦しい感じが続いていたが、仕事は続けていた。ところが2カ月後に、再び、激しい発作が出現。この時も、内科で精査を受けたが異常なく、そのため精神科に紹介受診となった。
　Aさんは設計を担当する技術者であった。特にこの6年間は、朝7時前に家を出て、夜の12時過ぎに帰宅するという忙しい日が続き、週末もほとんど休めない状態であった。そのような経過を語るAさんを、傍らで妻が心配そうに見ていた。

　どのように考え、どうしたか
　そこでは私は次のように説明した。「Aさんの経験したものは、パニック発作と考えられます。これまでの研究では、抗うつ薬と抗不安薬の服用が症状の改善に有効と言われており、私自身も勧めています。……だけど、Aさんの場合のパニック発作には、『無理な仕事を続け、身体は疲れきっている。これ以上仕事を続けていくことはできないというSOS信号を身体が送っている』という意味があるように思うのです。薬を服用しながら今の仕事を続けていくことは、これまでと同様に身体に負担をかけ続けていくことになり、もっと大変な病気や事故をもたらすこともあります。私としては、働き方を工夫することが大切ではないかと思うのです」と話した。
　Aさんはしばらく考えた後に、「自分でもこれ以上、今の仕事を続けることは無理だと思っていました。自分は頑張り始めると夢中になってぎりぎりまで無理をしてしまい、ブレーキが効かなくなるのです」などと述べた。そして、職場の上司と相談し、仕事の内容と量を減らして働くということになった。相談してみると、妻だけでなく、職場の上司もAさんの仕事ぶりを

心配していたことがわかった。

その後、ときどき、経過を報告してもらっているが、パニック発作は起こらずAさんなりに仕事をしている。薬物療法はAさんの希望もあり、行なわなかった。

2 脳の「誤作動」と伝えることもある

〔症例2〕10代後半の男性、B君
B君は、高校を卒業し予備校生となった頃より、漠然とした不安感と呼吸困難感が持続し、時に激しいパニック発作を起こすようになった。ある精神科を受診し、パニック障害と診断され、抗うつ薬と抗不安薬の薬物療法を受けたが症状は改善せず、紹介されて受診となった。

どのように考え、どうしたか
話を聞いていると、B君と両親は、「パニック発作は、性格の弱さや精神力の弱さが原因ではないか」と考え、「性格を変えることや精神力を強くすることが必要ではないか」と考えているようであった。「パニック発作はB君の弱さによる心因性疾患」と捉えていたのである。そしてそのような捉え方が、B君の自責や自信喪失と両親の「弱さ」を責める雰囲気を生み、それが負荷となってパニック発作や予期不安が継続しているように感じた。そこで「パニック発作は、脳が敏感になり、火災報知器がささいな刺激で鳴るようになった『誤作動』です」と、「脳の病気」であり、気持ちのもち様などではないことを強調して説明した。

そして、「今、必要なのは脳の敏感さを和らげる充分な薬物療法です」と話し、抗うつ薬を常用量の最高まで増やしていった。その結果、パニック発作は起こらなくなり、以後、軽い呼吸困難感もなくなっていった。

3 薬物療法と精神療法を併用する

〔症例3〕40代の男性、Cさん

会社の管理職をしているCさんが、パニック発作で紹介されてきた。再び発作が起こるのではないか、起こったらどうしようという予期不安が強く、軽い息苦しさがいつも続き、そのため仕事が手につかなくなっていた。

どのように考え、どうしたか

パニック発作の背景には、仕事の忙しさや家にまで仕事を持ち帰るという責任感の強さが関係していると思ったが、まずはこの不安を少しでも改善しなければ、私の助言を聞くゆとりもなく、また冷静に対処することもできないと考えた。そのため、抗うつ薬と抗不安薬を処方し、不安が軽減するのを実感してもらったうえで、不安時の対処方法（不安が生じてもできるだけ慌てず通り過ぎるのを待つ、など）を助言した。また、仕事を減らすことや働き方などについても話し合った。その結果、しだいにパニック発作も予期不安も軽いものになっていった。

まとめ——薬物療法と精神療法を始める前に考える

〔症例1〕ではパニック症状を「身体が発している警告信号」と捉え、仕事などの環境の調整を優先し、結果として薬物療法は行わなかった。〔症例2〕ではパニック症状の原因を「性格や精神力の弱さ」から「脳の敏感さ」へと捉え直し、そのうえで、「脳の敏感さ」を和らげる薬物療法に専念した。このように薬物療法を行なうかどうかでさえ、精神症状が、患者の人生においてどのような意味をもっているか、どのようなプラスとマイナスをもたらしているかを考えることが不可欠である。薬物療法が一時しのぎとなり、近い将来に、もっと大きな破綻をきたす場合があるし、薬物療法に専念することが、精神療法になることもある。もちろん、日常臨床で最も多い対応は、

〔症例3〕のように、薬物療法をまずはじめに行ない、薬物療法で少し余裕ができたとき、精神療法的アプローチを試みるというものである。このように、精神症状がもつ意味や役割を考えることが、精神療法や薬物療法などの治療を始める以前に必要となるのである。

参考文献
熊野宏昭、境洋二郎訳「パニック障害の心理学的理論」D・J・ナット他編、久保木富房、井上雄一／不安抑うつ研究会編訳『パニック障害——病態から治療まで』日本評論社、2001年

第11章

摂食障害

1 慢性期の摂食障害の治療と援助

〔症例1〕長年続く過食・嘔吐を治したいと受診した20代後半の女性、
　　　　　Aさん

　「入院して、今度こそ過食・嘔吐をやめたい。過食・嘔吐を何度も繰り返してしまう自分が情けないし、つらい」とAさんは母親とともに受診した。Aさんは、中学校、高校と運動が得意で全国大会でも活躍し、大学には推薦で入学したが、足の怪我でスポーツをやめざるをえなくなった。その頃より過食・嘔吐を繰り返すようになった。大学を卒業後も過食・嘔吐が続いたため、25歳時に精神科を受診。26歳時には、1年間の入院治療も受けた。その後も、いくつかの精神科病院、クリニックを受診したが、いずれも数カ月で中断していた。

どのように考え、どう対応したか

　「1年間の入院で、あなたにどのようなプラスがありましたか？」と聞くと、「2kg体重が増えました」と言う。「入院生活はどうでしたか？」と尋ねると「食事が自由にならないので、つらかった」と答えた。そして「退院後はどうでしたか？」という質問には、「すぐにまた過食・嘔吐をするようになり、体重も元に戻りました」と答えたのであった。入院のプラスは、必ずしもクライエントに自覚できていないこともあるので、言葉どおりには受け取れないところはあるが、私は次のように話した。「1年間の入院治療を

受けたあなたに、ここでまた、入院治療をすることは勧めません。入院治療のやり方は違うかもしれないけれど、入院は今以上に食べることや体重に目を向け、あなたの世界を狭くしてしまうような気がする。それだけでなく、あなたの大切な時間が病院生活で失われてしまう」と入院については反対であることを話した。Aさんはいくらか迷ったようであった。

　私はさらに付け加えて話した。「過食・嘔吐にあなたは10年苦しんできた。10年続いている過食・嘔吐を、それを治すことだけを目標にするというのは大変難しい。私は、過食・嘔吐は氷山の一角だと思う。過食・嘔吐が起こるには、それを支えている生活がある。そこから変える必要がある。あなたは、どのような毎日を過ごしていますか？　おそらく食べたいものがいつも頭に浮かび、それを食べてはいけないと思うけれども食べてしまう。その後に食べたことを後悔し、太ってしまうのではないかを心配になる。そのような毎日を過ごしているのではないでしょうか？」と尋ねた。Aさんは、「そうなんです。食べることを一日中考えていて、他のことを考えるゆとりはありません」と答えた。そこで私は「過食・嘔吐を生み出す生活を変えていきましょう。まず、体力が許す範囲で、アルバイトをしたらどうですか。食べること以外の時間を作り、食べることを忘れるくらい適度に身体を動かすことが大切です」と話した。Aさんは「たしかに食べることが頭から離れている時はないです。以前アルバイトをしていた時は食べることを忘れる一瞬があったけれど」と話した。「遊ぶことも大切。あなたには、遊び友だちがいますか？」と尋ねたところ、「このところ、友だちと遊んでいない。昔はよく遊んでいたけれど、このところメールもしなくなったし……」と話すのであった。そこで、「『遊ぼう』とメールを送れる友達はいますか？」と話したら、「やってみます」と答えた。

　「出てきている症状を叩くのは直接的な方法でわかりやすいけれど、生活を変えて症状の改善を図るというのは、回り道のように思うかもしれない。でも生活を変えることがあなたには今一番大切なように思う」と説明した。Aさんと母親は納得したように頷き、2、3カ月に一回様子を教えてもらい、Aさんの生活がよりゆとりのある楽しいものになっているかどうか、検討

131

することになった。

> ★患者の悩みや症状と生活は、緊密か緩やかかは別にしても繋がり、相互に影響しあっている。悩みや症状を直接変化させることは難しくても、生活を少しでもよいものにする工夫は、意外にある。実際の精神療法においても、悩みや症状について話すよりも、生活について話すほうが、プラスになることが少なくない。

〔症例2〕20代後半の女性、Bさん

小学校6年時、太っていることでイジメられ、中学入学までに痩せようと決意し、15kg減量。以後、徐々に痩せは進み、中学3年生の時には40kgとなっていた。そのため、精神科を受診し、摂食障害と診断され通院治療を開始した。いくつかの精神科で外来・入院治療を受けたが、体重は30kg台で推移し大きく改善することはなかった。20代半ばより、紹介されて当科に通院するようになり、体重が26、27kgまで低下したため、入院治療を開始することとなった。

入院すると、肥満恐怖や過活動などはあるものの、行動療法的な枠組みで体重は徐々に35〜40kgに回復するが、退院すると1、2カ月で、あっという間に体重が減少し、入院するということを繰り返した。

スタッフの中から「なぜ退院したらすぐに体重が減るのか？ 入院が本当に役に立っているのか？」という声が出て、今後の治療をめぐって、スタッフ全員が集まって検討するミーティングを開くことになった。

どう考えたか

スタッフ・ミーティングでは、退院するとすぐに体重が元に戻ってしまうのはなぜだろうか。Bさんの治療意欲に問題があるのではないだろうか。両親、特に母親が今一つ協力的ではないのはなぜだろうか、などのさまざまな疑問が出たが、結論は出なかった。診察室や病棟での話や行動を見ているだ

けではわからない、何か大切なものを見落としているのではないか、Bさんの家での「生活」をもっと知りたい、という話が出て、迷った末に、「どんな生活をしているか？　家を訪問してみよう」ということになった。

　家に訪問してもよいかという提案にBさんは、「うれしいけど、家まで来てもらってもいいのか……」と少し戸惑っていた。驚いたことに、訪問が決まった後、最初に変化したのは母親であった。それまで存在感の薄かった母親が、「私には若い人の服はわからんから、今度、家に来てもらったら、近くの洋品店で服を選んでもらったらどうか」と言ったのである。母親はBさんとは年齢が開いており、服装には淡泊であった。父親は買い物にせっかちで、Bさん自身もファッションには興味がなかった。

どうしたか

　医師と看護師、スタッフ3名で訪問した。家は海岸部の人家のまばらなところにあった。両親は晩婚で、高齢出産で生まれたBさんを、大切に育てた様子がうかがえた。ただ、近所に子どもは少なく、同年代とはあまり遊ぶことなく育ったらしいということもわかった。家屋は、特別に変わったところはなくごく普通の家であった。

　だが、Bさんの部屋は不思議な雰囲気であった。壁には、小学校の頃のアイドルのポスターや付録のカレンダーが貼ってあり、机、椅子、本棚の雑誌や漫画などは、小学校高学年のままであった。一昔前の小学生の部屋に入ったような感じであった。その時初めて、小学6年生で、イジメを受け、摂食障害が始まった時から、Bさんの時間が止まっているということがわかった。15年もの間、Bさんの社会的な時間は止まったままだったのである。

　私たちは、診察室や病棟の中から、その人の生きてきた歴史や生きている生活を想像しようとする。それが精神科臨床においては非常に大切なことであるのは言うまでもない。しかし、時にはその人が生きている家や地域に行ってはじめてわかることもある。Bさんの部屋を見た瞬間に、Bさんが小学6年生の時に受けたイジメの辛さと、摂食障害が始まった後に過ごした時間がどのようなものであったか、わかったのである。

また訪問のあとで、退院後利用する予定の施設に、本人、両親、スタッフが一緒に訪ねて挨拶した。実際に顔を合わせて地域の社会資源と連携できたのである。

　どうなったか
　訪問後、両親は変化した。スタッフ3名が、丸一日かけて訪問したことにより、両親が「スタッフは、困っていることを一緒に考えてくれている」と感じるようになった。そして、病院での治療に協力的となった。
　また実際に行ってみて、食べること以外の領域で、いくつのことがわかり、Bさんの生活に目を向けるようになった。
　① 若者の好むファッションなどの、年代相応の経験や感覚を持っていないことがわかった。
　⇒そのため、スタッフとともに、病院近くの若者向けの洋品店に買い物に行った。
　② 化粧をしたことがないということもわかった。
　⇒病院内の作業療法での化粧教室に参加し、化粧を始めるようになった。
　③ 料理が下手で、食事を作るとき、味をつけていないということがわかった。どうもそれが両親には非常に不評であったらしい。
　⇒作業療法で、調理実習をして、外泊時、家の食事を作った。これは、両親にとても喜ばれて、本人も料理に関心をもつようになった。
　④ 両親と外食をしたことがなかった。
　⇒病棟から、両親と回転寿司などへ外食に行くようにした。
　それだけでなく、作業療法で、親のために革細工をし、プレゼントして喜ばれた。

　また、スタッフの関わりがBさんの食事摂取や体重増加に焦点が当たり過ぎ、制限などが厳しくなっていたのを見直し、行動療法的な枠組みを、あまり厳密でないものへと変更し、食行動異常以外の関わりを増やした。その結果、症状のように見えた過活動や食行動異常は穏やかになっていった。行

動上の問題の一部は、厳密な制限の副作用であった可能性が考えられた。

摂取エネルギーや体重に焦点を当てた行動療法的な治療から、興味や活動を広げ、少しでも質のよい生活となる治療へと、方針を大きく変更した。小学校高学年で止まった生活を、ファッションや料理、就労支援などへ、少しずつ広げていったのである。

★長期間、摂食障害をもちながら生きている人に出会うと、彼らの生活の多くが食事に関するもので占められ、興味や関心をもつものの幅が狭くなっているのに気づく。食事が生活の中心となり、本来あるはずの生活の楽しみが失われているのである。ファッションを楽しむ、化粧を楽しむ、料理を楽しむ、このような生活の質を良くしていくようなアプローチが功を奏することは多い。

訪問を契機にわかったこと、変わったこと
① 家族が変化した。
② Bさんの苦しみがスタッフに実感できた。
③ 食事だけに目を向けざるを得なかった10数年は、Bさんにとって「止まった時間」であった。
④ 生活の質を良くする、生活の幅を広げるという考えが生まれた。

〔私の考える慢性期の治療〕
症状よりも生活を見る

症状は、それ自体がそもそも苦痛なものであり、症状を和らげる・取り除くことが、治療の目標となることが多い。だが、最終的な治療の目標は、症状の背景にある生活の質を少しでも良いものにしていくことである。治療により症状を和らげる・取り除くことが困難な場合はあるが、生活を少しでも良いものにしていくことは可能であることが多い。

「Cureできない患者はいても、Careできない患者はいない」（中井久夫）

や「生活に目を向けることの大切さ」(村瀬嘉代子)と指摘されているように、「症状よりも生活を見る」ことは、実は治療や支援の基盤でもある。臨床家が環境調整などで、直接に環境を整えることは現実的には困難なことが多いが、生きている環境や生活を少しでも良いものとなるように、患者とともに考えることはできる。

症状がなくなるとどうなるか

症状が生きていく唯一の支え、武器、アイデンティティになっている人がいる。長年、摂食障害を患っている人と話していると、この人から摂食障害がなくなると、特技や生活力のない無力な人が残ってしまうと感じることがある。寂しい人生が残るだけでは、何のための治療かわからない。

症状をとることだけを目標にせず、症状がなくなった時に、その人の生活には何か残るか、何か楽しみや喜びがあるか、ということ考えながら治療したい。

まとめ

① 慢性期では、人生や生活の大部分を症状が占め、摂食障害が生きる大きな支え、アイデンティティになりかねない。
② 症状がなくなってみると、社会との繋がりもなくなり、生きていく術をもたない、無力で無防備な人だけが残る。
③ そのため、回復することへの抵抗が強くなる。
④ この時期、前景の症状への治療だけでは効を奏さず、背景の人生や生活への対応が重要となる。
⑤ 人生や生活が少しでも豊かになることにより、相対的に症状が弱まることを目指す。
⑥ 人と共に何かする、好きなこと見つける、人の役に立つなど、日常生活を広げていくことが重要になる。

第11章　摂食障害

慢性期の治療

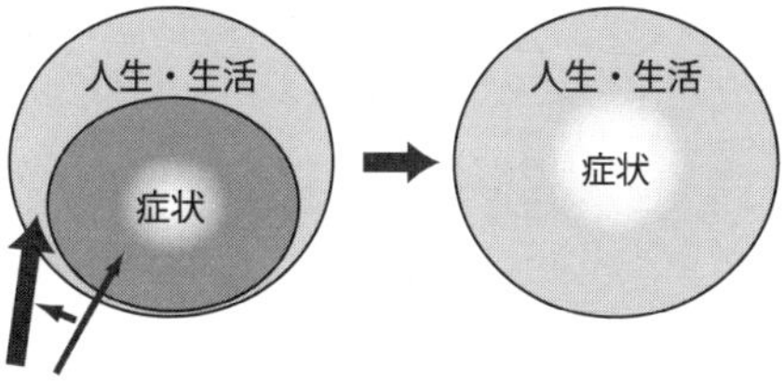

図5

2　急性期の摂食障害の治療と援助

〔症例3〕中学1年生の女子、Cさん
　Cさんは、小学校6年生の3学期から、特にきっかけもなくやせ始めた。体重が40kgから28kgと低下したため、中学入学後、小児科を受診し、入院となった。
　入院後、「1日1200kcalを完食する」などの、行動療法的枠組みで治療開始したが、やせは改善しなかった。院内・病棟内を走る、飛び跳ねる、院内のコーヒーショップに入り浸る、などの過活動が目立ち、食事も拒否するようになったため、今後の治療を相談したいということで当科紹介となった。
　診察時、Cさんは「病院で決められた食事量は多すぎる。食べられない」と話した。「これからどうしたい？」と尋ねると、「退院したい。退院してケーキを食べたい。お母さんと一緒にお茶したい」と応えた。母親も「病院はしんどそう。何とか家に連れて帰れないものか」と話した。

どのように考え、どうしたか
　私は一度Cさんの希望を受けたほうがよいのではないかと考え、両親と小児科主治医と話し合い、「好きな物を食べる、体重が減るようだったら、もう一度、小児科に入院する」という方針とした。退院後、午前中は母親と買い物、午後は映画、夜は父親と散歩と、Cさんは動きまわった。母親と共

137

に、市内のケーキ屋めぐりをするようになり、食べたケーキやジェラートの評価を診察室で報告することが続いた。摂食障害の過活動とも考えられたが、母親とケーキ屋めぐりをすることは、エネルギー摂取という点だけでなく、興味や関心を伸ばすという点でも、そして何よりも母とCさんの関係の改善という点でも意味があるものと考え、ケーキ屋めぐりを応援したのであった。

退院後、3カ月頃までは低体重に変化はなかったが、その後、過食傾向となり、徐々に体重が増加していった。10月頃より、過活動の傾向は徐々に収まり、ケーキ屋めぐりもしなくなった。3学期より、中学校に復帰し、その後は、時に過食はあるが、体重は約40kgで安定し、元気に学校生活を送っている。

経過をまとめると、好きなもの、食べやすいものを食べるという方針に変更し、Cさんの症状である過活動を制限するよりも、親子で共に動いて、楽しんでもらうようにした。母親とケーキ屋をめぐっているうちに、Cさんの楽しみが増え、親子の関係もより親密となり、体重も回復していった。

このように記すと小児科の治療が効果がなかったように感じられるかもしれないが、実はそうではない。ケーキ屋めぐりに皆が合意しそれが治療的となったのは、小児科でのきちんとした治療があったからなのである。先発が小児科で、リリーフが精神科という役回りだったのである。

〔症例4〕20代の女性、Dさん

大学を卒業し就職した時、体重は55kgあった。翌年の7月、体重が60kgと増えたので、5kgやせようとダイエットをはじめた。同年8月、職場で性被害を受け、その後、ほとんど食事ができなくなり、水分摂取も少なくなった。同年11月には体重が40kgになっていた。その頃に追突事故にあい、仕事を休み、その後から、朝昼食べず、夜に過食嘔吐するようになった。同時期に、近親者が癌で亡くなった。翌年4月の受診時は、体重38kgであった。

Dさんは、「何が何だかわからない。何でこんなに食べて吐いているんだ

ろう。普通の食事ができない。ずっと家にひきこもっている。これ以上、職場や親に迷惑をかけたくない。友だちとも遊べなくなった。唯一の癒しだったペットが最近死んで、心が壊れてしまったよう。休みがちなので、親は仕事をやめるように言うが、でも、やめたら他の人に迷惑をかける」などと話した。「ほっとする時はないですか？」と尋ねると、「友だちの写真や家族の写真を見ているとき」と答え、彼との付き合いも、「楽しいですね。安心します。はじめての彼。ときどき会う」と話し、人への信頼が保たれていることに安心した。

どのように考え、どうしたか

　勤務の多忙さ、性被害、交通事故、近親者の死、と負荷となる出来事が続いており、特に、この数カ月は職場の性被害を繰り返し想起し、その際に湧き起こる怒りや不安や恐怖を、過食・嘔吐で紛らわしているように感じられた。しかし、ひきこもった生活が、症状の持続や増悪を促しているように感じ、また、友だちや家族の写真を見るということの中にＤさんの願いのようなものがあると感じ、改めて生活を立て直すことが必要ではないかと考えた。

　そこで、私は以下のような提案をした。

　① 「過食・嘔吐は、今はこのままで。ただし、体重はこれ以上減らないように気を付けて」

　過食・嘔吐はＤさんなりの不安などへの対処行動になっているので、過食・嘔吐を治療目標としても、達成できないと考えた。できないことを提案すると、ますます不安や自責を強めてしまうだけになってしまう。

　② 「友だちと連絡をとって、友だちと遊ぼう」

　Ｄさんは友だちを誘うと一緒に食事をしなければならなくなると心配したが、食べなくてもいいから会ってみようと提案した。Ｄさんの対人関係を取り戻し、世界を広げることが何よりも大切と考えたからである。それに、楽しいことが増えなければ元気にならない。

　③ 「仕事は負担になるけれど、やりがいもあるので、やめずに続けよう」

　仕事をやめると自責がつのる（心の支えを奪わない）。それだけでなく、空

急性期の治療

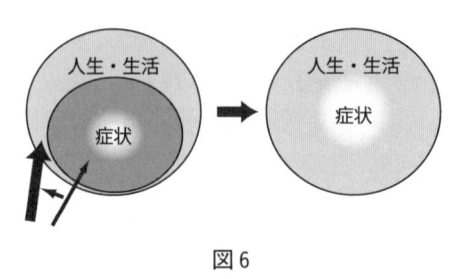

図6

いた時間が増えると過食・嘔吐が強まると考え、それを防ぐ意味でも仕事を続けることは大切と考えた。

3週間後の2回目の受診で、Dさんは「2、3回、友だちに会った。皆、どうしてたのと心配してくれた。大学の先生にも会った。すごく楽しかった。先生と一緒にご飯を食べられた」と報告してくれた。その後、数回、電話連絡があったが、過食・嘔吐も落ち着き、元気に過ごしているということであった。

性被害後のトラウマ症状に加えて摂食障害を認めた。精神症状のために興味・関心や生活空間が狭くなり、それとともに楽しみや喜びやゆとりが減る、という悪循環に陥っていた。それだけでなく、被害者なのに罪悪感を感じていた。

辛い出来事への一番の薬は、安全で安心、楽しみのある生活を送ることである。狭くなった生活範囲を広げ、対人関係を増やすなど、興味や関心を広げていくための現実的で具体的な提案は、しばしばその人を支えるものとなる。

〔私の考える急性期の治療〕
① 摂食障害は人生や生活の危機を乗り越える手段として、始まることが多い。
② しかし、急性期には、前景にある症状の治療に追われ、背景にある人生や生活への対応がおろそかになりやすい。

③　治療に追われていると、人生や生活体験が貧しくなり、結果として、症状がより際立つようになる（慢性化の一因）。
④　治療では、前景の症状に対応しつつ、治療の焦点を症状から人生や生活へと転じていくという姿勢が大切となる。
⑤　難しい点は、極度のやせなどの身体症状を呈すると、身体の治療ばかりに追われやすいことである。
⑥　時には、治療よりも、人生や生活への配慮や対応を優先させた方が良い場合がある。

第12章

身体表現性障害

はじめに——生活背景の幅広い理解が必要

　器質的な原因がなく、ストレスなどの心因（心理社会的な要因）によって身体症状が現れる病気は身体表現性障害、なかでも、多彩な身体症状が現れるものは身体化障害と呼ばれている。心因としては、個人の心の悩みや葛藤などを考えやすいが、実際には、現実生活の悩みや苦労が大きく影響していると考えられる場合が少なくない。そのため、その人の心理だけでなく、家族や職場などの生活背景を幅広く理解することが不可欠となる。また、対応も個人精神療法だけは不充分で、生活支援やリハビリテーションなど、幅広い支援が必要となる。本章では、三つの症例を提示し、診かた、対応の仕方について考えてみたい。

1　長期間の孤独が症状を生み出すことがある

〔症例1〕女子高校生、Aさん
　Aさんは高校に入学後、「気持ちが不安定、不眠、悪夢、頭痛、腹痛、嘔気、めまい、倦怠感、やる気がでない、イライラする、涙が止まらない、人がたくさんいると気分が悪くなる」などのさまざまな身体症状と精神症状が現れ、高校1年の2学期の途中からまったく学校に行けなくなり、内科より紹介されてやってきた。
　Aさんの家庭は、母親の再婚などに伴って、同居家族が変わり、現在、

義理の父、義理の兄弟に加えて新しくできた子ども（幼児）とも同居しているということであった。また、Ａさんは、幼い頃からいじめを受けることが多く、小中学校ともに身体の不調を訴え、不登校がちであったという。内科的には問題がなく、さまざまなストレスを認めたため、身体表現性障害の可能性が高いと考えた。

どう考えたか

Ａさんは受診時、家庭のことについて、悩みやグチを一言も話さなかった。ただ、ひたすら身体の不調を訴え、それを楽にする薬を求めた。これまでの内科での検査や診察の結果から、「身体の症状はとても苦しいが、決して悪い病気ではない。いろいろな無理や疲れが身体に現れているもの」と説明したが、硬い表情のまま、「薬を出してほしい」を繰り返した。「いろいろと悩んでいることもあるのでは？」と尋ねたが、表情を変えず無言であった。自分の内面や個人的な生活について立ち入ってほしくないという雰囲気がとても強く感じられた。傍から母親が「この子はいろいろな苦労をしたと思うのです」と言葉を添えたが、それでもまったく表情を変えず、何も話さなかった。

初回診察時の印象としては、
① 安定した家庭の中で生活するという経験に乏しく、大人への不信がある。
② それだけではなく、転校が多く、安定した友人関係の経験に乏しい。
③ 母親は仕事や育児に忙しくＡさんに関わる時間がもてず、Ａさんはどこかで母親を求めている。
④ Ａさんは、学校をやめて仕事を始めることにも強い不安を感じている。

などのことを感じた。だが、これらはいずれも改善に時間を要するものと考えた。

どうしたか

そこで、「たとえ検査で悪いところが見つからなかったとしても、身体の症状はとても苦しくしんどいものである」ことを話し、症状の苦しさを認めたうえで、

① 身体症状は、「身体がもうこれ以上は頑張れないと、SOS信号を出しているようなもので、しばらくは無理をせずに家で休もう」と提案し、
② それとともに、Aさんのしんどさを、家族、特に母親に伝え、Aさんと母親の橋渡しをすることと、
③ 家族以外の信頼できる人間関係が、主治医以外にも必要ではないかと考え、女性心理士の心理面接を並行して行なうことにした。

その後の通院で、男性である主治医には、一貫して身体の症状を訴え、それを楽にする薬を求めた。話を身体症状以外のことに広げようとしたが、Aさんには男性に対する緊張があるようで、主治医に対してはずっと硬い表情で無口であり、打ち解けた雰囲気にならなかった。

一方、女性心理士の心理面接場面では、当初の拒絶はしだいに緩み、気持ちがすごく不安定なこと、涙が止まらなくなること、眠れないこと、ものすごくイライラすること、などを、静かに話しはじめた。そして、回を重ねるごとにAさんは、しだいに和らぎ、ファッションや恋愛のことなどを、心理士に質問するようになった。そして、よい笑顔が増え、話題も友人と遊んだ時の会話など、健康的なものへと変わっていった。

1年あまり経った後、Aさんはバイトをはじめた。バイト先の困ったお客さんや同僚のことなどを話し、身体の不調の訴えは少なくなった。また、バイトや友だちと遊ぶのに忙しくなっていった。

2年ほどの経過で、

① 母親が時間を取ってAさんのそばに居て話をするようになり、母親との関係が以前と比べ、時間的・質的によくなった。
② 治療スタッフ、特に女性心理士と良い関係を築くことができた。
③ バイトを始め、稼ぐようになっただけでなく、上司に評価され自信をもつことができた。

④　それだけでなく、これまで経験しなかった同年代と親しくなって遊ぶという体験をもつことができた。

このような経過を振り返ってみると、Aさんには、家庭や学校での、長期間の孤立があり、それが多彩な身体症状を生み出す背景となっていた。それだけでなく、Aさんの強い孤独と不信の奥には、人を求める気持ちが動いていると考えられた。身体症状を契機に、母親、女性治療者、同僚・友人と繋がりが増えていくことによって、身体症状は徐々に改善していったのである。

★身体症状を呈する人は、言葉で気持ちや考えのやりとりをすることが苦手なことが多い。だが、安易に言語化を目標とすると治療は進まない。言語化よりも安心できる安全な関係を築くことが必要なことが多い。

2　生活基盤の不安定さが症状を生み出すことがある

〔症例2〕30代前半の女性、Bさん

　Bさんは、20歳前半、結婚した頃に、眩暈（めまい）で倒れ、近医を受診し、メニエール病と診断された。なかなか症状が改善せず、耳鼻科を転々と受診したが、最終的に異常はないと言われたということであった。1年後に、精神科外来を受診し、自律神経失調症といわれ、内服を開始したが、症状はあまり変わらなかった。そのため、数カ所の精神科クリニックを転々と受診し、4年後に別の精神科外来を受診した。倦怠感、眩暈、ふわふわ感、ふらつき、肩・首が凝り、嘔気、食欲不振、頭痛などの訴えが続き、これまでの身体精査で異常がないことから、身体表現性障害と診断され、通院治療となった。

　母親は統合失調症で長期入院中、Bさんは単身であり、客観的な情報を提

供する親族がなく、家族背景、生活背景の正確な情報は得られなかった。Bさんの話によると、「20代前半で結婚し、2子をもうけたが、夫婦関係や子育てがストレスとなり、30歳頃に離婚となった。夫は、うつ病とアルコール依存症で入院歴あり、またBさんに言葉の暴力もあった。離婚後は、Bさんは家事・育児ができず、子育ても夫に任せて、一人暮らしをしている」ということであった。

どのように考え、どうしたか

この3年間、Bさんは主治医との診察と並行して、心理士による心理面接を受けていた。また、主治医は、身体症状のために仕事につけず、家に閉じこもりがちとなるBさんに、作業所への通所を勧め、不定期ながら作業所に通所していた。心理面接を担当していた心理士は、いくつかの点で、Bさんの理解と対応に迷うことがあった。

① 身体愁訴について

面接では、さまざまな身体的な不定愁訴を訴える。たとえば、「この3日間だるくて1日中横になっている、動けない。食欲もなく、無理やり食べている。原因がわからなくてすごく不安」などと訴える。また、日々の身体的不調をメモしてきて、それを見ながら話す。これはBさんが、実際に困っていることで、これがなければ病院で話すことがないという意味で、まさにカナーの言う「入場券としての症状」である。

だが、この身体症状の訴えに対して、どのように対応するかはなかなか難しい。身体症状に面接の焦点を当てると、Bさんは身体症状を話すことが人と繋がる手段となってしまう。しかし、逆に身体症状の訴えを聞かないと、Bさんは聞いてくれないと不満をつのらせるだけでなく、身体症状が悪化してしまう。聞きすぎてもいけないし、聞かなくてもいけないのである。

Bさんの身体の不調の訴えについては「今はとても苦しい時期。しんどいけど頑張っていきましょう」と、できる限りさらっと受け止めていくようにした。

② 背景にある心理について
　Bさんは「子どもの運動会に行こうと思っていたが、体調が良くならないから行けない」とか、「お正月にも会いたかったけど、元夫があまり快く思っていなくて会えない」などと、子どもとの交流のできないことを話すことがあり、身体症状の背景には、母親役割の喪失感、自身に対する無力感、居場所のなさなどがあると感じられた。
　だが、このような心理的な問題を面接で取り上げていくかどうかについては迷った。Bさんの日常生活を見ていると、子どもについて心配はしているが、まだまだ子どもに関わる力があるとは言えない。また、それを言葉で話し合うことが、Bさんを混乱させ、よけいに不安や抑うつを強めるのではないかと考えた。そのため、子どもの話題は避け、話し合う時機が来るのを待つことにした。

③ 現実生活での対処法に焦点を当てる
　日常生活の困り事、たとえば作業所での人間関係など、いろいろと溜め込んで疲れ、思い悩んでいることが多く、それを一人で繰り返し終わりなく考え込んでしまうことが多かったので、それについて、具体的にどうするかについて話し合った。
　たとえば、「作業所で苦手な人がいる。（声の大きい年配の女性を）避けていたけどよく話しかけられる。気になってしまう。その人の声を聞くたびにしんどいと思う。作業中は話しかけられることはないが、休憩時間に話しかけられる」というような訴えに対して、「休憩時間に少し距離をとって過ごすことと、悪い人ではないし言われたことを気にしないようにしよう」などと具体的に助言した。
　それだけでなく、Bさんが普段しんどくなった時にしていること、たとえばホットミルクを飲むことやしょうが湯を飲むこと、友だちに電話相談したりすることなどを大切にし、現実に少しでも気持ちが楽に過ごせるように配慮した。
　Bさんのように、複雑な家族的、経済的な問題を持ち、そのうえで身体症

状を訴えてくる場合、身体症状は治療や援助を受けるための「入場券」（カナー）という役割をもつ。だが、身体症状への対応は、前述したように難しい。聞きすぎても聞かなくてもよくない。面接の焦点を身体症状から、現実生活での困っていることに移していくことが大切になる。そして、現実生活が少しでも生きやすいものとなるように応援していくことが大切になるのである。

★生活の基盤が不安定な場合は、まずは生活を安定させていくケースワークが大切となる。

3 身体疾患には常に留意が必要である

〔症例3〕身体症状を訴え続けた50代の男性、Cさん

Cさんは、30代後半より、食事前後に腹部の痛みが出現し、近医にて腹部CTを含めた精査を行なったが、異常はなかった。しかし、痛みは若干の改善と増悪を認め、波状の経過ではあったが、痛みが消失することはなく持続していた。そのため、いくつかの内科を受診し、精査を受けるものの異常はなく、対症療法的な治療を受けたが症状は改善しなかった。そのため、発症後から数年経って、当科の外来を受診してきた。

当初の訴えは、腹痛、嘔吐、下痢であった。当初は「このように身体を調べてもらっても、痛みが消失しない場合には、ストレスが影響していることもある」と説明しても、「ストレスはない。痛みを治してくれたらよい」と答え、Cさんの家庭や職場のことを尋ねようとすると、「話したくない」とのみ答え、拒絶的であった。腹部症状だけでなく、抑うつ、不安、怒りなどの感情が混在しているのが、伝わってきた。私にも、「先生の薬を飲んでも全然よくならん。きちんと治してくれないと困る」と怒りを込めて要求するのであった。少量の抗不安薬や抗うつ薬を処方したが、症状はほとんど改善しなかった。何種類か薬を試してみたがほとんど改善はなかった。Cさんは

薬の増量を求めたが、それがプラスになるとは思わなかったので、ある時から「これまでの経過から、薬を増やしてもあなたが楽になるようには思えない。薬は増やさない方がいいと思う」と話すようになった。男性が痛みの改善を求めて、精神科の薬や鎮痛剤に依存するようになることを防ぎたかったからである。

　それから１年近くの間、Ｃさんが「なぜ、治らないのか」と怒り、抗議し、私が「薬を増やすのがプラスになるとは思わない」と答えるという、やりとりを繰り返すようになった。しかし、ある時、Ｃさんは「何度言っても、先生は薬を増やしてくれない。本当に頑固だな……」ともらし、ふと思い出したように「以前は部下だった男性が、今は上司になっている。その上司に指示をされると、腹が立ってしょうがない。自分の方が真面目に仕事をするのに、ご機嫌取りがうまい人間が評価される。悔しくてしょうがない」ともらしたのであった。

　それからは、表情は和らぎ、何かをやり始めると休みなくダウンするまで頑張ってしまうこと、また頑張ることを同僚や家族にも求めてしまい、人間関係がうまくいかなくなることなど、自分の人間関係や仕事についても目を向けるようなった。結局、仕事はやめ、新しい仕事を見つけて働くようになった。

　だが、その後も、めまい、ふらつき、胸部痛、腰痛、などが出現した。私の「心配な時には、一度は身体を診てもらおう」という助言のもとに、そのたびにいろいろな科を受診するということが続いていたが、何とか彼なりに仕事と家庭生活を続けていた。そして、「こんなに身体のあちこちが悪くなるのが僕の病気ですかね。また診てもらっても、悪くないと言われるんでしょうね」などと言い、Ｃさんなりに自分の身体症状を受け入れているように思えた。

どのように考えたか

　ところが、50代になった頃から、内科などを受診すると、身体の異常を指摘されるようになった。軽度の高血圧、軽症の糖尿病、軽度の肝機能障害、

高脂血症などを指摘されるようになった。生活習慣病が認められるようになり、実際に内科に通院しなければならなくなったのである。

　身体症状を診る際の基本は、安易に心因性と診断せず、充分に器質的な疾患はないか精査することである。また、一度の検査で、器質的な身体疾患を否定されたからといって、その後の身体症状を安易に心因性と考えないことも大切である。特に経過が長期になると、Cさんのように、心因性と言われる身体表現性障害の身体症状の中に、しだいに器質的な原因による身体症状が混じってくることがある。

　それだけでなく、一度「心因性」と診断されると、丁寧に診察してもらえなくなることがある。内科を始めとする身体科の先生方だけでなく、精神科医としての自戒も込めて、丁寧に身体の診察をするということは、とても大切だと思う。

おわりに──身体症状への対応と、人間関係や日常生活への対応と

　身体表現性障害の患者は、身体症状でSOS信号を送っている。だが、当初は真剣に対応していた周囲の人たちも、検査をしても異常がなく「悪いところはないから、大丈夫です」と言われることが続くにつれて、対応が変化し「しっかりしなさい」「もっと頑張れ」とプレッシャーをかけるようになる。そのため、周囲の人との関係が悪くなりやすい。それだけではなく、長引く身体症状は、仕事を失うなどの経済的な問題も生み出しかねない。人間関係においても経済的にも不利をもたらしかねないのである。だから、身体表現性障害の患者への対応に際しては、身体症状への対応も大切なのだが、同時に、患者の人間関係や日常生活に目を配り、それらが悪い方向に向かないように、少しでもよい方向に向かうように配慮することがとても大切になると考えている。

第13章

境界性パーソナリティ障害

はじめに——パーソナリティとは、「その人らしさ」である

　私は、パーソナリティ障害という言葉をできる限り用いないようにしている。パーソナリティ障害を、統合失調症などの従来の精神疾患と同列に考えることはできないものであるという、誰でも知っている基本的なことが忘れられやすいからである。パーソナリティ障害は、あくまでも多数派からの偏りであり、社会や文化や時代によって異なってくるという、相対的なものであるという視点を忘れてはならないと思う。
　加えてパーソナリティという、「その人らしさ」を形作っている極めて自我親和的なものを、出来る限り治療対象としないというのが、私の治療姿勢である。精神科治療を外科手術に例えるならば、精神症状として異物のように外在しているものを治療対象として、患者と協力しながら治療（手術）するということは可能であるが、パーソナリティというその人そのものに近いものを治療（手術）するとなると、反応（出血）が大きく、時には生き死にがかかることさえあると思うからである。パーソナリティはその人の個性としてできる限り尊重し生かす、というのが私の基本的な姿勢である。
　ではどうしているのかというと、パーソナリティ障害と呼ばれるような性格傾向をもつ人の、環境ストレスに対する反応、すなわち適応障害の治療や援助を行なおうとしている。そのような場合の診断は適応障害となり、パーソナリティ障害とはならない。
　パーソナリティ障害の傾向をもつ人の適応障害を診るという立場からする

と、その人なりの社会生活が送れるようになることが治療目標となり、それがある程度、達成された時点で治療や援助は終了ということになる。繰り返しになるが、適応障害を診ると言うことは、その人の「社会の中での生きづらさ」の改善を治療目標とすることであり、パーソナリティというまさにその人そのものを治療対象にしないということである。

1 境界性パーソナリティ障害の症状は、環境によって変化する

　境界性パーソナリティ障害の症状は、その人のパーソナリティの問題であるから、環境に左右されず続いていくように考えられやすいが、よく見ていると軽快したり増悪したり、変動していることが少なくない。現実生活の負荷が増えた時や対人関係が少なくなり孤立した時などに、症状は増悪しやすいものである。現実生活がしんどいものになればなるほど、現実に援助してくれる存在として治療者への期待が高まり、治療者・患者関係が不安定なものとなりやすく、自傷や自殺企図などの行動化も増えてくる。「ボーダーライン」らしくなるのである。

　逆にその人に合ったよい職場で働いたり、友人ができたり、よきパートナーに出会うと、たしかに揺れ動きはあるものの、しだいに「ボーダーライン」らしさが和らぐことも経験する。また、長い年月に耐えた歴史ある宗教を信仰することによって、安定していく人もある。揺るがない安定さと生きる意味の答えを宗教の中に見出すからであろうか。いずれにしても、社会の中で、よい体験を持つことによって安定していく人は少なくない。

　構造の柔らかい大学病院の病棟で境界性パーソナリティ障害の症状を呈した人が、枠組の硬い単科精神病院の閉鎖病棟に入院したとたんに、極めて模範的な患者に変身することなども、その一例かもしれない。

2 診察室の治療者・患者関係だけで理解しない

　特に、診察室の中だけで患者を診ていると、あたかも治療者・患者関係の中で患者が揺れ動いているように見えてくる。たとえば、本当に自分のことを心配してくれているのかと問い、依存と拒絶の間で揺れ動く患者を診ていると、治療者の言動を患者がどう受けとめているのか、それにどう対応したらよいのかと考え悩むようになりやすい。だが、すべてが診察室の中での治療者・患者関係によって動いているような錯覚を持たないことは大切である。
　前述したように、患者を不安にさせ揺れ動かしているものは、患者を取り巻く環境であることは少なくない。診察室で患者を診ていると、目の前の患者の言動に目が向き、診察室の外の患者、すなわち患者の現実生活や対人関係を見落としやすいのである。診察室内の治療者・患者の相互反応と、診察室外の環境（人的、物理的）と患者の相互反応は連動しており、どちらが先かどちらが後かは別にして、一般的には、現実が苦しくなると診察室の中が荒れ、現実が和らぐと診察室も穏やかになっていく。そういう意味では、診察室で患者の内的体験を聞き対応することも大切ではあるが、同時に患者の現実生活に目を向け、それが少しでもよいものとなるように、助言や環境調整を行なうことは不可欠である。

3 密室の中で境界性パーソナリティ障害は顕在化する

　境界性パーソナリティ障害の診断基準を読めば、個人のもつ対人関係、自己像、感情などの問題のように、すなわち個人病理のように見えてくる。しかし少していねいに患者とその取り巻く環境を見ていると、これはいつでもどこでも現れるものではなく、特定の二者関係の中で、特に親密になりかけた二者関係の中で顕著になるということがわかる。一見、個人の病理のように見えるような現象は、時、所、人が変わることによって、強まったり弱まったり変化しているのである。特に、診察室などの空間が閉じられた密室と

なり、治療関係以外の現実の対人関係が乏しくなればなるほど、境界パーソナリティ障害らしくなっていくのである。

　夫婦（恋人）間の暴力や、親子間の暴力、老人への暴力という現象を見るとき、空間が閉じ密室になる時は恐いと思う。限られた狭い空間で二人の人間が長い時間を過ごすことを、自分をその中に置いたつもりで想像してほしい。互いが相手の些細な言動に敏感になり、傷つけ傷つく、怒らせ怒る、相手が悪いと他罰的となったり、自責的となり後悔したり、仲直りをしたりまた争ったり、そんな繰り返しが起こってくるであろう。場が変容するとでもいうのだろうか。その場に入ると、スイッチが入り、些細なことで傷つけ傷つく、怒らせ怒るというパターンに入り込み、感情的になってしまう。傷が癒えないままに新たな傷が加わり、互いの言動に対する感覚はますます過敏となる。これが対等な関係ならまだよいのだが、強者と弱者という不平等な関係で起こると虐待のような形になって現れてくることがある。

　このように見てくると、境界性パーソナリティ障害を個人の病理として見ていくのではなく、現実が苦しいものとなったとき、特定の人物や治療者との関係の中で顕著になっていく関係の病理、時には場の病理としてみていくことが大切ではないかと思う。

　関係や場が密室になればなるほど、境界性パーソナリティ障害の傾向は顕著になる。そのような視点で考えると、密室性を少しでも減らす、すなわち、扉を開き、外に開かれることが重要となる。家であれば、誰かが家に来たり、家から外に出たりというようなことが、些細なことではあるが、場の密室性を和らげる。診察室の密室性も改めて検討する必要があるのではないかと思う。たとえば、カルテを診察室に持ってきてくれる外来看護師や受付の人の存在は重要である。私たちの外来診察室では、スタッフの入り口を空けていることが多い。

4　出会いのときの留意点

　日常臨床で境界性パーソナリティ障害の傾向をもつ人に出会ってしばしば

経験するのは、「すばらしい治療者に出会えてよかった」から、「こんなひどい治療者はいない」へと反転する変化と攻撃である。瞬時に手のひらを返すように、時には週から月の単位で比較的緩やかに起こってくる。治療者は患者からほめられた時が要注意なのは言うまでもなく、ほめられても「そんなことはない。普通の治療者です。初めてだからよく見えるのですね」などと述べておく必要もある。また、「すばらしい治療者」と言われたときに、自身のいたらぬ面を見せておくことが大切なように思う。

　私自身は特殊外来を行なわず、すべてを一般外来で行なっているので、「診察は予約で時間が決まっていることになっているのですが、私の外来は予約が破綻を来たしていて、『長く待って、短時間の診察』というものです」と説明し、「それでもよいですかね」と尋ねる。あまり期待が強い時には、「きっとがっかりすると思いますよ。なかなかよい助言もできないしね」などと伝えることもある。そして「あなたの気持ちや考えをすぐに理解できないかもしれないし、同じようなことを繰り返し尋ねるかもしれません。そのような診察ですが、よろしいでしょうか。それでも構わないということでしたら、おいでください」と説明する。小さなインフォームド・コンセントである。初診時の期待にいくらか現実的に対応するという出発を心がけるだけで、その後の経過が違うように思う。

〔症例1〕大学2年生の女性
　女性は「ゆううつで、ふと死にたくなることがある。気分が楽になりたい」という主訴で、一人で受診した。暗い表情で、「同級生の中にうまく馴染めず、人間関係に苦しんでいる。大学の専攻科目が本当にやりたかったことではない」と話し、「しかし、親の反対を押し切って入学したので、今さら進路を変更はできない」と話した。「親にも同級生にも、相談していない。人前では明るく振舞っている」という。そして、「楽になる薬を出してほしい」と話しだした。
　学校では元気に振舞っているということと同時に、「死にたいと思うこともある」という希死念慮も述べていたので、薬を不用意に処方することは大

量服薬などの可能性が高く、すぐに薬を処方することはできないと考え、「たしかに、あなたは、とてもつらく苦しい。しかし、あなたの苦しみはうつ病という病気の症状ではなく、どのように生きたらよいか、という人生の悩みではないか。あなたのつらさは、友だちや親に相談して初めて変わっていくもののように思う」と話すと、「先生は私が苦しんでいるのに、何もしてくれないのですか？」と語気が荒くなり、「私は今日、薬を出してもらおうと思ってきたのです。私が苦しんでいるのに先生は薬を出してくれないのですか」と怒りはじめた。私は「相談にのることはできる。ただ薬となると、あなたはまだ未成年。一度、親と一緒に相談に来てほしい」と話した。彼女は「親には内緒にしています。とにかく薬をだしてください」と繰り返し述べ、私が「申し訳ないが、薬を出すのには私は慎重です」と述べるというような、やりとりを繰り返した。途中から彼女は火がついたように怒り始め、1時間あまりが過ぎ、彼女は「先生がこんなにひどいとは思わなかった。もう二度と来ません。私が死んでも先生はかまわないのですね」と席を立ち、飛び出るように帰っていった。

　彼女が退室した後、「これでよかったのだろうか」と私はしばらく考え込んだ。もっと彼女の苦しみに焦点を当てて聞かなければならなかったのではないか。ごく少量の薬を処方するというやり方もあったか、など自責的な感情も湧いてきた。一回のみの診察で、彼女を境界性パーソナリティ障害の傾向をもつ人と言えるかどうかわからないが、突然、このような形で受診してくる人がときどきある。しかし、彼女のような希望に答えて治療を開始することは、決してその後の経過をよいものにしない。出会いの瞬間に失望するようなものであるが、患者の望むよい治療者になろうとしないことも重要でないかと思う。

　この例は、よいか悪いか別にして、一回で終わってしまった。しかし、長年「境界性パーソナリティ障害」と診断されて治療を受けてきた人が、治らないので診てほしいと受診してくる場合には、「病人として、病院に通う人生」をどうしたらやめられるかを中心に話し合うことが多い。「境界性パーソナリティ障害」の治療のために、大切な人生の数年、時には10年あまりを

費やすのは、とても時間を損する、もったいないことではないか。その人のがんばりや努力を評価し、病院への通院をやめることを助言することもある。治療と援助は、気づかないうちに、病人としての人生を作ってしまうことがあるのである。

5 負荷が加わると不安定さが強まる

〔症例2〕30代後半の女性

　女性は、不安、抑うつ、アルコール依存、大量服薬、自殺企図などがある時期から激しくなり、仕事ができなくなり、休職し休養目的で入院となったが、入院しても病棟のルールが守れず、ベッドで喫煙したり、無断で離院したりというような行動を繰り返した。看護師の些細な言動を、被害的に解釈し怒り始め、執拗に攻め続けることを続いた。配偶者との関係もよくなかったが、不思議なことに、入院してしばらく経ったときから、二人が口を揃えて治療スタッフを攻撃するようになった。スタッフを責めているとき、二人は仲のよい夫婦になることができた。2カ月弱で患者は、怒りながら退院し、外来通院に戻った。当初は私に不信感を抱き、些細なことで攻撃することが続いたが、やがて職場復帰の話題が出る頃より、患者と配偶者の関係は再び緊張し、ギクシャクしたものになった。生活のためどうしても復職しなければならなくなったが、復職1回目は1カ月あまりで出社できなくなった。上司が几帳面な人で、患者にきちんと働くことを求めたが、患者はそれに応えることができず、しだいに休みが増え再び休職となった。患者は家庭に引きこもり、配偶者と些細なことで喧嘩や大量服薬を繰り返していたが、このままでは退職になってしまうということで、勤務部署を換えてもらい2回目の復職を試みた。調子がよくなっていたわけではないので、仕事が続くかどうか危ぶまれたが、職場の雰囲気が少し「いいかげん」であったのがよかったらしく、仕事を続けることができた。それまでの患者は些細なことで怒り、抑うつ的となるということを繰り返していたが、しだいに穏やかな表情が現れるようになり、家で落ち着いて子どもたちの世話もできるようになった。

大量服薬がしばしば認められたので、慎重にではあったが診察回数を減らし、薬物も減量・中止し、やがて通院だけとした。さらに通院を数カ月から半年に一回と間隔を延ばし、現在に至っている。「次はどうしようか？」と尋ねると、半年先くらいの日を予約して帰っている。
　彼女が境界性パーソナリティ障害的な症状を示した時期は、職場での配置転換があり、馴染んだ人と別れ、新たな仕事内容を求められるという、大きな負荷が加わったときであった。ただし、彼女は思春期頃から境界性パーソナリティ障害的な症状を呈し、学校や職場で負荷が加わった時に、その症状が増悪していたということであった。

6　一回一回の診療の終わり方

　治療の終結には、出会いから始まって、何回、何十回という診察の後に山場が来て、やがて終わりに至るという意味での終結もあれば、一回の診察の中での出会いから始まって、話題が展開し、終わりにいたるという意味での一回一回の終結という意味もある。
　境界性パーソナリティ障害の傾向をもつ人は、見捨てられるなどの不安のため、人との別れが苦手なことが多く、一回一回の診察をどのように終わるかがとても大切となる。一回一回の終結をていねいに積み重ねたときに、初めて治療全体の終結に至るのではないかと考える。
　一回の診察を終わるときには、まずはその診察で開いた、あるいは開かれた傷をある程度閉じて終わることが大切になる。現実的な話、たとえば「外に出ると寒いから、気をつけてね」「今度はいつコンサートに行くのだったかな。そうか来週の金曜日だね」などというような話で終わる。季節や日常生活の話題を話し、気遣う言葉で終わるくらいがよい。
　また、退室するまできちんと目を注ぎ、部屋の扉が閉まり、顔が見えなくなる瞬間に会釈かサインを送ることも心がけている。すなわち、ていねいに見送ることである。境界性パーソナリティ障害の傾向をもつ人の診察の終わりに、たとえば次の患者のカルテに目を向けたり、少し表情を変えた瞬間に、

患者が飛び出て病院の屋上に駆け上がったりすることは何度も経験した。退室をきちんと見届けることは大切である。長い治療の終結は、一回一回の診察を見送り、別れを積み重ねる中で初めて生まれるものなのだと思う。

7 治療の終わり方

　境界性パーソナリティ障害の傾向をもつ人の治療や援助を、私から終結したことはないように思う。一般的には診察予定日に患者が来なくなり、診察の間隔が延び、最終的には来なくなっていることが多い。「次の診察を、少し先にしましょうか？」と尋ね、間隔を伸ばしていくことはよく提案するが、私から「これで終わりにしましょう」と提案したことはほとんど記憶にない。かすかに治療者に繋がっているという感覚が残っているほうが安定しているように思う。また、治療を終える際も、患者が治療を終わりにすると意識するのではなく、日常生活が忙しくなって病院に行く時間がなくなったというほうが無理なく、治療から離れられるように思う。

おわりに──対人関係への信頼と諦め

　境界性パーソナリティ障害の傾向をもつ人が、揺れ動く中で人を信頼できるようになることは、ある意味で治療や援助の目標だとは思う。しかし、私は、「人は、皆一人」と諦めることが転機になる人もあるように思う。たとえば、夫婦や親子そして家族は「一心同体」であるというある種の幻想にとらわれていると、些細な違いが気になったり怒りになったりしやすいが、「それぞれの人は、異なった文化と歴史、価値観を持った文化と価値観を持つ一人の人間（他人、別人、異人）」で夫婦や親子そして家族の関係とは、異なった文化に敬意を払いながらの異文化交流であると思い、「片目をつむる」ことができるようになることが大切なように思う。信頼と諦めは表裏一体のものだが、信頼よりも諦めを大切にし、少しでも気持ちのよい異文化交流を治療目標にできたらと思う。たとえ同じ日本語を話していたとしても、言葉

の辞書は異なり、些細な身振りなどの非言語的な表出が異なった意味を帯びてくると考え、できる限り誤解のないコミュニケーションを試みることが大切ではないかと思うのである。

参考文献
青木省三『新訂増補　思春期の心の臨床』金剛出版、2001年
青木省三『精神科臨床ノート』日本評論社、2007年

第14章

成人期の自閉症スペクトラム

はじめに

　精神科病院に統合失調症として長期入院している人たちの中に、統合失調症ではない患者が混じっているということを、すでに30余年前、先輩の精神科医から教えられた記憶がある。西丸四方の論文のように明確に記したものは少ないが、今になってみるとその一部は自閉症スペクトラムではなかったかと思う。精神科病院で診察すると、以前なら統合失調症と診断されていたかもしれないが、今は自閉症スペクトラムと思われる患者が少なからず入院している。それだけでなく、気分障害などの従来の精神障害でも自閉症スペクトラムをもつものが少なくなく、成人期の精神障害の診断や治療を、改めて自閉症スペクトラムという視点から見なおさなければならなくなっているのではないかと思う。

1　自閉症スペクトラムの用語について

　自閉症などの発達障害については、広汎性発達障害の中に自閉症、アスペルガー症候群、特定不能の広汎性発達障害の三つの概念があるという分類が長年行われてきた。だが、2013年に米国精神医学会は、この分類をやめ、全体を自閉症スペクトラム障害と呼ぶことに決めた。これにより、米国精神医学会の用語としては、広汎性発達障害、自閉症、アスペルガー症候群、という用語はなくなった。だが、世界保健機関（WHO）による国際疾病分類で

は、まだ従来の分類と用語が用いられており、次回の改訂で同様の改変が行なわれるのではないかと言われている。本書ではこの動向に沿い、自閉症スペクトラムという用語を主に用いるが、自閉症スペクトラム≒広汎性発達障害と理解してもらえばよい。

2 成人になって、自閉症スペクトラムと診断する

「自閉症スペクトラムではないか」と自己診断し、受診してくる人が増えてきた。しかし成人の自閉症スペクトラムを診断するのは決して容易なものではない。発達歴などの情報が得にくく、現在の生活や対人関係などの客観的な情報が得られないことも少なくない。本人が困っていることはわかっても、診断については「申し訳ないがわからない」としか、話せないことも少なくない。

それだけでなく、もし自閉症スペクトラムという診断がついたら、その人のその後の人生がどのようになっていくのか、本当に生きやすくなるようなプラスをもたらすのかと、考え始めるとなかなか難しい。当初は、生きづらさの原因が「自分のわがままや横着ではない」とわかり、安心しゆとりを取り戻す人も少なくないのだが、後になって「私は発達障害だから、何をやってもうまくいきません」などと否定的、悲観的なことを述べたりするのを聞くと、必ずしも診断はプラスをもたらしてはいないと感じることもある。自閉症スペクトラムがわかったとしても、生きやすくなることへの助言や支援がなければ、長期的なプラスはもたらさない。

3 障害か、個性か

「障害と捉えた方がいいのか、個性と捉えた方がいいのか」と尋ねられることがある。人というものは子どもから成人に至るまでに、環境から刺激を受けそれに反応するということを繰り返し、その人なりに発達していくものである。発達障害傾向をもっていたとしても、障害なのか個性なのか、判然

障害か個性か？

障　害	個　性
障害特徴 ⬇ 診断 ⬇ マイナスを補う（教育や指導） ⬇ 社会適応 生きづらさを減らす 本人の責任ではない 社会福祉サービスの利用 時には医療も利用	その人の特徴 ⬇ 評価 ⬇ プラスを見つけ伸ばす ⬇ その人に合った居場所・ 仕事・生き方を探す 生きる楽しさを増やす その人らしく生きていく

図7

としないのは当然である。

　障害と捉えるのと、個性と捉えるのとでは、その後の支援の在り方が異なってくる。障害と捉えると、しばしば障害特徴というマイナスを見つけて診断し、それらを教育や指導などで補い、社会適応を向上させるという発想になりやすい。一方で困っていることが本人の責任ではないと捉え、障害による生きづらさを減らしていこうという方向に支援は向かう。

　反対に、個性と捉えるとどうだろうか。その人の特徴といわれるものの中にあるプラスを見つけ、それを伸ばすという発想になるのではないかと思う。実際には、その人のプラスを生かし、その人に合った居場所、仕事、生き方を探し、生きる楽しみや喜びを増やしていこうという方向への支援を考える。障害と捉えるか支援と捉えるかで、マイナスを補うか、プラスを生かすか、などの支援の方向が異なってくるのである。

　ただし、これはあくまでも理念的な分類であり、実際には両者は区別しに

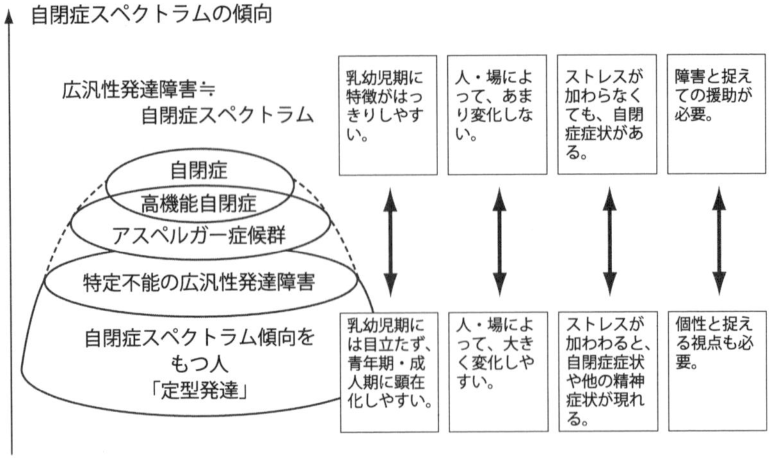

図8

↑ 自閉症スペクトラムの傾向

広汎性発達障害≒
自閉症スペクトラム

- 自閉症
- 高機能自閉症
- アスペルガー症候群
- 特定不能の広汎性発達障害
- 自閉症スペクトラム傾向をもつ人「定型発達」

	上段（自閉症側）	下段（定型発達側）
	乳幼児期に特徴がはっきりしやすい。	乳幼児期には目立たず、青年期・成人期に顕在化しやすい。
	人・場によって、あまり変化しない。	人・場によって、大きく変化しやすい。
	ストレスが加わらなくても、自閉症症状がある。	ストレスが加わると、自閉症症状や他の精神症状が現れる。
	障害と捉えての援助が必要。	個性と捉える視点も必要。

図8

くいものである。だから、どちらが大切かと考えていた時もあったが、生きづらさを考えることも、生きる楽しみや喜びを考えることも、生きていくためには不可欠であり、障害という視点と、個性という視点の両者は相補うもので、どちらも大切なものではないかと考えるようになった。生きづらさが強い場合は、障害と捉え、障害者の公的福祉サービス（作業所や障害者雇用、精神障害者手帳、精神障害者年金など）を利用することが必要となるし、生きづらさが少ない場合は、個性としてその人らしく生きていけばよいと思う。

障害か個性かと問われて、「人とは異なった、あなたなりの良いところと苦手なところがあるという意味で、障害とも言えるが、それはあなたの大切な個性であると言ってもよい」などと、私は説明することが多い。本人・家族と私の間で、そのような特徴の定義を共有したいと思うからである。

一つ留意して置きたいことがある。生きづらさを減らすことは大切だが、生きづらさが減れば、生きる楽しみや喜びが増えるとは限らない。生きづらさを減らす視点とは別に、生きる楽しみや喜びが増える支援を考えたい。生きづらさが減らなくても、生きる楽しみや喜びを増やすことができる場合もあり、生きる楽しみや喜びを増えれば、生きづらさを和らげることができる。

4 自閉症スペクトラムの病像は、時、所、人によって変化する

　自閉症スペクトラムの特徴と言われているものは、あまり変化しないもののように思われやすい。だが、自閉症スペクトラムの人に会っていると、障害の特徴というものは、時、所、人によって現れ方が異なると感じている。ゆっくりと、時には急激に変化するのである。だから、成人期の自閉症スペクトラムを理解し援助する際には、障害の特徴をあまり固定的、硬直的に捉えず、弾力的に捉えることが大切になると考えている。
　たとえば、以下のような現象をどのように捉えればよいのだろうか？
　① ある自閉症スペクトラムの青年は、都会では、物覚えの悪い、応用の利かない「不適応」であったが、毎朝フェリーに乗って行く島では、誰にでも笑顔で明るく声をかける「人気者」になるのであった。
　② 職場や学校では、集団の中に入れず無表情で無口で、自閉症スペクトラムが疑われてやってきた青年が、診察室の中では、年齢相応に穏やかに話しコミュニケーションの問題を認めないことがある。そのため、職場や学校と診察医が相互不信に陥ってしまうことがある。
　③ 前医は統合失調症と診断し対応していたが、バトンタッチした後医は「どう考えても私が見ると自閉症スペクトラムなんです」と診断が異なる場合がある（もちろん、その逆もある）。そのため、本人と家族が混乱してしまうことがある。
　④ 緊張したときには自閉症スペクトラムらしくなるが、落ち着くと自閉症スペクトラムらしさが消えることがある。初診時、無表情で硬い表情でほとんど発語のない人が、数回目で穏やかな表情になり話し始める場合がある。場や人に馴染む、馴れると、自閉症スペクトラムらしさが消えることがある。

　このような例を経験していくと、障害特徴と言われているものは、決して

固定しているものではなく、時、所、人によって現れ方が異なるものではないか、と考える方が妥当なように思えてくる。

　場によって現す姿が異なるのは、場による、刺激の質と量の違いによるのかもしれない。その姿は、職場や学校の雰囲気（ピリピリ、ゆったり……）を反映しているのかもしれないし、家の雰囲気を反映しているのかもしれない。いずれにしても、診察室での一対一では「問題」を認めない場合もあり、職場や家庭などの、複数の場面の情報が必要となる。

　人について言えば、話し方や態度や雰囲気によっても、現れる姿は異なってくる。たとえば、治療者が早口や小声で話しかけると、聞き取りにくくなり、的外れな言動が現れ、自閉症スペクトラムらしくなる。逆に短い文章できちんとした発音で話すと、聞き取りやすくなり、コミュニケーションがとれ、自閉症スペクトラムらしさが消えてしまう。特定の人（医師や教師）の前に行くと、自閉症スペクトラムらしくなるという場合さえもある。臨床する際には、「自閉症スペクトラム的特徴は、診る人の眼差しや問いが症状をつくる可能性がある。診ている私が作り出している側面もある」という自覚も必要ではないかと思う。いずれにしても、負荷がかかったとき、危機のときに自閉症スペクトラムは際立ってくると考えられる。

　また、自閉症スペクトラムをもつ患者は、人や場面や状況に何とかうまく合わせようとしている人が多く、話の内容を聞くよりも「自然な相槌を打つ」ことに集中している場合がある。そのような場合、患者には話の内容がしばしば伝わっておらず、患者が無理をして治療者に合わせていることも少なくない。しかし、自戒を込めてであるが、そのような患者の態度に気づかないことも決して稀ではないように思う。

5　既存の精神障害の基底に認められる自閉症スペクトラム

(1) 従来の診断概念や基準では捉えられない病像がある

　従来の精神医学的な診断と、自閉症スペクトラムの境界は不鮮明で曖昧な

ものである。

　そもそも米国精神医学会の診断基準が、カテゴリカルなものから、ディメンジョナルやスペクトラムに移行したのは、疾患単位が単一なものではなく異種なものの混在と認識され、また疾患単位として境界が不鮮明であることによるのであろう。今後、生物学的精神医学の進歩によって、精神障害のそれぞれの疾患単位がより明確なものとなる可能性が期待されている。

　改めて、自閉症スペクトラムという視点から従来の精神障害を見直したとき、疾患や障害の境界が不鮮明であることを感じざるを得ない。統合失調症や気分障害、解離性障害や強迫性障害などの、成人の精神障害の基底に自閉症スペクトラムを少なからず認める。いくらか例をあげて検討してみたい。

(2) 統合失調症か？　自閉症スペクトラムか？

　統合失調症でしょうか？　それとも自閉症スペクトラムでしょうか？　と、本人と家族から相談されることがある。

〔症例1〕急性の混乱状態で受診した20代半ばの男性
　男性は、「会話の内容（言葉）が聞き取れないことがある」という主訴で受診してきた。「会話は、とぎれとぎれに聞き取れる言葉から相手の話す内容を想像している。ほとんど理解できないことも多い。学校の授業は、黒板に書かれた文字から理解していた」ということであった。何回か耳鼻科を受診したが、異常はないと言われ、耳鼻科医に「ストレスではないか」と言われ、やってきたということであった。
　性格は内向的、引っ込み思案で、中1、中2の時に激しいいじめにあい、ほとんど人と話さない時期があったという。大学卒業後、福祉施設に勤務し数年目であった。
　一つのことに集中すると周りが目に入らない。人と話をするのが苦手で緊張する。「上司やスタッフの言うことは、話の前後の文脈を考えて言われたことを察して行動している」ということであった。
　対人関係とコミュニケーションが苦手で、こだわりを認め、自閉症スペク

トラムの傾向をもっていると考えた。特に、最近しんどくなったのは、職場で対応の難しい利用者を担当したり、新人スタッフの指導をしたりすることなどが増え、それが負荷となって「聞き取れなくなっている」ものと考え、上司や同僚にサポートをお願いし、男性にも「尋ね直すこと」などを助言した。男性は「自分だけわからないままに、話がすすむことがなくなるので楽になると思う」と述べて帰っていった。

　2年後、男性が再度、受診してきた。前回受診後、1年ほど仕事を続けていたが、忙しくなって辞めたということであった。福祉から営業の仕事に変わり、勤務して2週間後からしんどくなったということであった。4時間くらいで目が覚めるようになり、人の話が理解できず、人と話ができなくなった。仕事を始めて1週間で、一人で仕事をするように言われ、何か尋ねると「同じ事を聞くな」と言われた。その頃から、人の声が自分のことを言っているように感じたり、人に見られているような感じがするようになったと言う。それだけでなく、ざわざわしているところにいると、男性を叱ったり脅したりする声が聞こえてくるという。

　受診時には、「周囲の人が自分のことを話しているみたい。誰に話したらよいのか、どのようにしたらよいのかわからない。駅や人混みがしんどい。自分のことを言われていると感じると、錯乱したようになり、判断できなくなってやるべきことを忘れてしまう」などと関係妄想や被害妄想を述べた。男性は、些細な刺激にも敏感で、診察を終えて、部屋を出た瞬間に待合室の話し声が聞こえてきて混乱し、会計もせず薬も受け取らず帰ってしまった。後になって「自分のことを話している、何かされるように思い、パニックになって家に帰った」と述べた。仕事を休むことと少量の抗精神病薬を服薬することで、1カ月弱で症状は改善した。また、それまでの単身生活をやめ、実家に戻ることにした。2カ月後には、まったく普通に戻ったと言い、服薬もやめていた。

　改めて詳しく話を聞くと、「いじめを受けていた中2の途中から、話されていることが聞こえなくなった。その時には、身体の震えや食欲低下や胸の圧迫感などがあった。小学校の頃はリーダー的存在だったが、中学校の時は、

自転車をパンクさせられるなどのいじめや暴言を受けるようになった。きっかけはわからないが、派手で目立っていた可能性がある。それ以来、人と話すのが怖くなり、目立たないようにしている」というような経過であった。

　男性の場合は、経過から、自閉症スペクトラムの傾向をもつ人が福祉の領域の仕事で負荷がかかった時に「心因性難聴」という転換性障害が、営業の仕事でスピードや応用を求められきつく叱責された時に、反応性の幻覚妄想状態が生じた可能性が高いと考えられた。

　実際、統合失調症なのか、自閉症スペクトラムのストレス反応（適応障害）としての幻覚妄想状態なのか、統合失調症と自閉症スペクトラムの合併なのか、というように判断に迷うケースは少なくない。特に、不安や恐怖が強かったり、興奮があったりすると、その背景にある症状が見えにくい。まして生活歴などは本人の口からは語られず、家族も発達歴を思い返す余裕がないことが多い。男性の場合も、2年前の受診がなければ、初診時に統合失調症との鑑別を行なうことは決して容易ではなかった。

　では、このような場合に求められる判断や治療は何だろうか？

　初診時の診断はあくまでも状態像の診断であるが、経過の中で治療者の印象や診断が変化していくことも多い。精神症状が改善すると、自閉症スペクトラムの特徴が薄れていく人もいるが、精神症状が改善してから自閉症スペクトラムの特徴が明確になってくる人もいる。経過をみていても、どちらなのかわからない人もいる。統合失調症と自閉症スペクトラムは明確に区別できるものではないとの印象をもっている。特に、経過が長期になると、治療による影響も加わり、区別が一層、困難になる。

　だが、どちらであっても治療は大きく異なるものではなく、基本は同じである。まずは、安全で安心できる人と環境の中で、ゆっくりと休養する体制を整える。強制的な入院治療は時に非常に外傷的となり、それが二次的に恐怖心を強めることがあることに留意する。現実に負担となっている可能性のあるものをできるだけ除く。正確で簡潔なコミュニケーションを心がける。予定やスケジュール、そしてルールなどを明確にするなど、治療の基本は同じなのである。しばしば、不安・恐怖や幻覚・妄想などに加えて、過度に敏

感になったり、興奮や不眠などを伴ったりしやすく、とても苦しい。敏感さや興奮を和らげるために、一時的に薬の服用を勧めることも多い。しかし、継続的な服用については、個々の病像や経過によって慎重に考える必要がある。反応性と考えられる場合は、短期間で薬をやめることが多いが、慢性的な敏感さがあるようなら、少量の薬を継続する方が本人にとっても楽な場合がある。

　経過については、自閉症スペクトラム傾向をもっている場合には、症状が急に現われたり、急に消えたりするなど、変化が急激だという印象のことが多い。病像が変化することも少なくない。

(3)　**経時的に病像が変化する**
〔症例２〕30代の男性　「統合失調症ではないと思う」
　男性は、家族に付き添われて受診した。家族は、「この数年、困っているのは、戸締りや電気を何度も確認することであり、統合失調症とは違うのではないかと思う」という疑問を抱いていた。たしかに診察時に認めるのは強迫症状のみで、幻覚や妄想などはまったく認めなかった。強迫症状は、不合理感に乏しく、こだわりに近いように感じた。

　彼は、大学卒業後、就職したが、すぐに抑うつ状態になって退職し、実家に戻り、近くのA精神科受診。翌年、多幸感（神様が祝福してくれたような感じ）、興奮状態が認められ、B精神科病院を受診し、双極性障害・躁状態と診断され、入院治療を受けた。さらに翌年、幻覚妄想が出現し、C精神科病院を受診し、そこでは統合失調症と診断され入院治療を受けた。その後しばらくは、幻覚妄想などは認めず比較的落ち着いた状態が続き、実家で生活していた。７、８年経った頃より、水道を止めたか、電気を消したか、扉がしまっているかが気になり、確認に時間を要するようになったというのが、10数年間の経過であった。

　発達歴に、特別な発達の偏りや遅れは気づかれておらず、「特に変わった子どもではありませんでした」と母親は述べた。性格は、真面目で、きちんとしていて、融通がきかない。人付き合いは嫌いではないけれど、口下手で

ほとんど話さない。誘われたら遊ぶという程度であったという。

　振り返ってみると、10数年のうちに、抑うつ症状→躁症状→幻覚妄想症状→強迫症状と症状が変遷していた。生育歴で自閉症スペクトラム傾向のようなものは認めたが、診断できるほどではない。

　このケースで私が自閉症スペクトラム傾向を疑ったのは、この数年間は、感情の波や幻覚妄想を認めず、次のようなエピソードがあったからである。彼はこの数年、毎週同じ曜日に、低料金の同じビジネスホテルに、一人で泊まりに行っていたのである。「何がよいのですか？」と尋ねると、「ホテルの部屋でぼーっとしていると、頭が静かになり気持ちが落ち着くんです」ということであった。ホテルで、特別に何かをしているわけではなく、ホテルのベッドに横になっているのである。そこでは、強迫症状はほとんどなくなり、楽になるという。この話を聞いて、これは彼なりの自己治療、すなわち、聴覚刺激、視覚刺激の少ない、狭い、しかし安全なホテルの部屋で外部入力を減らし、頭を落ち着かせ休養している、というものではないかと考えた。自分なりのクールダウンと言ってもよい。働いていた時の貯金を使って、定期的に利用していたのであった。

　私はいたく感銘し、「ぜひホテルの利用を続けてほしい。あなたにとってホテルは気持ちを落ち着かせ充電する場所」と話した。私はこのエピソードとこれまでの経過から、彼が自閉症スペクトラム傾向を持っている可能性が高いのではないかと考え、家族にはたしかに典型的な統合失調症とは思わないこと、診断をはっきりさせるよりも、静かで平和な生活を送ることが何よりも彼には大切ではないかと思うと説明した。

　男性のような例に稀ならず出会う。いくつか例をあげてみよう。

〔症例3〕40代前半の男性、20数年来、統合失調症と診断され加療されてきた

　長期間、他院で統合失調症として治療を受けてきた男性が、主治医の転勤に伴い紹介されてきた。幻覚妄想は当初の1～2年は認められたようではあ

るが、主治医も何回か代わっており、私の診察時には、まったく認められなかった。見るからに真面目そうな男性に、楽しみについて尋ねると、「週に1回、コーラスを練習に行くことです」と答えたのであった。2年前から、決まった曜日に練習に出かけ、週末には時々、皆の前で歌ったり、時にはコンクールのようなものに参加するという。そのコーラス・グループは練習が厳しく、レベルが高いことで、地域では有名なものであった。一緒に歌の練習をしている時は楽しいという。それ以外に、週3回はスポーツジムに通っていた。いずれも、休憩時間や雑談などがほとんどないもので、人との接点の少ないコミュニケーションを楽しむというものであった。男性は、決まったスケジュールをこなす生活の中で、予定の変更が生じるとパニックを起こしたりしており、統合失調症よりは自閉症スペクトラムに近いのではないかと考えた。

　自閉症スペクトラムの人に従来の精神疾患が起こると、その精神疾患の経過が非定型になることが多いように思う。時には上記の症例のように、経過の中でまったく診断が変わってしまうこともある。多彩で非定型な病像は、負荷に反応するように急速に現れ、負荷がなくなると急速に消退するという傾向がある。精神症状は、しばしば一過性である。
　ここで、付言しておきたいのは、これは前医の誤診ではないということである。前医の前では、統合失調症のように見える症状を呈していた。経過の中で、病像が変化したのであり、私の後に診た医師には、また別の病像が見えるかもしれないのである。
　それだけでなく、興奮や混乱を伴う急性期や、抑うつや強迫や摂食障害などが認められる時には、その背景に自閉症スペクトラムがあるかどうかが分かりにくい。前景にある精神症状が改善した時、背景が見えてくることが少なくないのである。
　あくまでも印象に過ぎず、単純化することはできないが、対人関係で孤立したり、責められたりするような体験は、被害的な解釈や被害妄想などの統合失調症様の症状や病像を引き出しやすく、本人の処理能力を超えた忙しい

仕事などは抑うつ状態を、そして、頑張ろうと張り切る時には躁状態を引き起こしやすいような印象がある。また、患者なりに安定を求めるときに、強迫症状が出現してくるように感じることがある。

★私はよく「人の目を通す」と言う。主治医が不在の時に、代診してくれる医師に、患者は思わぬ情報やエピソードをもらす。医師が違うと、雰囲気や質問が異なり、患者の思わぬ面が引き出されることがある。だから、「人の目を通す」ことは大切である。外来治療から入院治療への切り替えは、複数の「人の目を通す」機会であることを意識しておくことは大切である。長期間、医師に距離をおいて話していた患者が、入院したとたんに他の患者にぴたりとくっ付いて話しはじめ、人との距離のとれない患者であることが分かったこともある。

---

(4) 横断的にも病像が非定型・非典型である
〔症例4〕「確定診断」を求めて受診した30代後半の女性

　3年あまりのうちに、抑うつ、不眠、夜間の頻尿やほてり、めまい、頭痛、幻聴（「誰もいないのに、命令するような声が、特定の人の声で聞こえてきた」）、「フラッシュ・バック」（特定の人物の声が聞こえてくる）などの多彩な症状が出現し、5、6カ所の精神科を受診し、統合失調症、強迫性障害、自閉症スペクトラム、解離性障害などと診断された女性が、「今までいろいろに診断されてきたが、はっきりとした診断名を知りたい。自分は自閉症スペクトラムではないかと思うので、心理検査をしてほしい」という主訴で受診してきた。遠方からの「セカンド・オピニオン」（実際は6、7カ所目で、セカンドではないが）を求めての受診であった。

　幻聴は、不特定多数、超越的な他者の幻覚妄想ではなく、現実の特定の他者であり統合失調症は否定的であった。しかし解離性幻聴ということで、全部、説明できるかどうかはよく分からなかった。強迫性障害は、一時期、確認症状が強かったために付けられた診断であろうか。自閉症スペクトラムと

症例4の理解

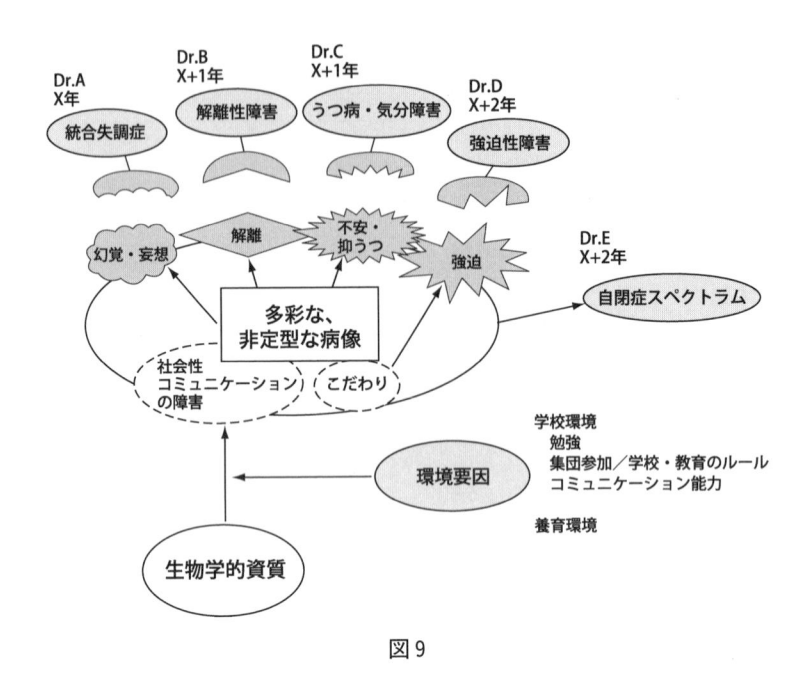

図9

　いうには、本人のみの受診のため、発達歴が分からないため不明。女性は「集団の中に入るのは苦手で、被害的となりやすく、孤立しやすい。幼い頃から、皆にいじめられやすく、一人でいた」という。たしかに診察では、こだわり、切り替えの困難、感覚過敏などが認められるようであった。
　「私の診断は、何なんでしょうか？」という女性に、「あなたのように、診る先生によって診断が異なるという場合は、私の経験では、『診断がはっきりするような典型的なものではない』ということが多いのです。たとえば、典型的な統合失調症だったら、5人の精神科医が診て、皆の診断は同じになります。あなたの中には、解離や強迫、幻覚や妄想、自閉症スペクトラムのように見えるところがあって、その時々で出てくるものが異なるため、診断が変わってくるのではないかと思います。だから、いろいろな診断に見えるということこそが特徴なのです」と説明した（図9）。「心理検査は受けた

い」という希望には、「もうすでに、いくつかやっていて、それでもはっきりしなかった。やればやるほど、曖昧な結果が出てくるように思います」と話した。このようなやりとりの後、女性は「本当にそうですね」と不思議なくらいあっさりと納得したのであった。

　そして、「診断を確定するよりも、あなたが少しでも生きやすくなって、『幸せ』になることの方が大切ではないでしょうか？　これまでのところで、どの先生のところが自分に一番合っていると思いましたか？」と尋ねると、「B先生がいいです。働け働けというけど」という答えであった。「B先生は、自分で思うのとは違い解離性障害という診断ではなかったですか？」と尋ねると、「でも、B先生はあたたかいのです」ということであった。診断にこだわっていたが、最後は診断よりも人を選んだのであった。そして、ふと、この患者は求めていたのは、最初から人ではなかったのか、と思ったりした。

　非定型・非典型な病像では、しばしば診る人によって異なった診断を生じやすい。このようなものを「誤診」という言葉で言うのは適切ではないように思う。われわれはこれまでの既成の診断基準では捉え切れない症状や病像を呈するものに対応する、適切な言葉をまだもっていないということではないか、と思う。診断基準は時代を超えた普遍的なものというイメージがあるが、あくまでもその時代の平均的な病像を捉えているに過ぎないのではないか。そういう意味では、自閉症スペクトラム傾向を基盤に従来の精神疾患が起こってくるということに対応する、適切な理解と診断の基準をもっていないのではないか、と思う。だから、自閉症スペクトラム傾向というものを背景にもつ非定型・非典型な病像に、明確な診断名をつけるということは、そもそも困難なのではないか。そして、求められるのは明確な診断というよりは、まずは適切な支援と対応でないかと考える。

6　治療や援助において心がけていること

　臨床の場においては、自閉症スペクトラムの部分に働きかけることが、役

立つことが少なくない。私は以下のようなことを心がけて、日々の臨床を行なっている。

(1) 確かなコミュニケーションを積み重ねること
　これが治療や支援の基本であることは、あらゆる治療に共通していることであるが、自閉症スペクトラムにおいては特に重要となる。自分の思いや考えを言葉で人に伝え、受けとった人から言葉が返ってくるというコミュニケーションの成立は、人とつながり、人への信頼を築くかけがえのない基本である。その人との確かなコミュニケーションを積み重ねることは、それ自体が、精神療法となると考えている。
　その際には、話し方、聞き方にも心づかいが必要である（表2、表3）。
　さらに相手に変化を求めるときは、説得するというよりも、納得を大切にし、「伝えて待つ、伝えて待つ」を繰り返すことが重要である。

(2) 「好き」「得意」を尋ねてみる
　障害特徴を見つけていくことも必要であるが、それは障害という枠にその人を当てはめるだけになってしまうことがある。「あー、そうだ、この人は自閉症スペクトラムなんだ。だから、しょうがない」ということで、終わってしまうことも少なくない。実際に、その人を理解するには、好きなことや趣味を尋ね、「その人」の好きな世界を理解することが大切である。

〔症例5〕双極性障害の背景に自閉症スペクトラムが疑われた男性
　双極性障害をもつ40代の男性に、好きなことを尋ねると、「自分はデジカメで写真を撮るのが趣味で、それをブログにアップしているんです」という返事が返ってきた。「僕は全体を見て撮るのは苦手で、必ず仕切られた部分でないといけない。だからデジカメの画面を見て撮ることはできず、必ずファインダーで覗かなければ撮れない」ということであった。さらに「写真の修正もいろいろと変えることはできなくて、色なら色と一つだけにポイントを合わせて修正する」と言う。男性が、全体よりも部分に注目すること、そ

表2

話し方
①あっさり、はっきり、簡潔に伝える。これが基本である。
②くどくならない。問い詰めない。
③早口で、たたみかけるように話さない。
④声が大きすぎないように、強すぎないように気をつける。
　　②③④はそれだけで「怒られている」「責められている」
　　という感情を強めることがある。
⑤一度の情報量を多くしない。
⑥複数の感情を混じらせない。例えば、褒める時にはストレートに褒める。
⑦曖昧な多義的な表現や態度をとらない。

表3

聞き方
①相手の話すペースに合わせる。
　　基本はゆっくりとしたペースとする。
　　相手の言葉と、自分の言葉の間に、少し「間」ができるくらいに。
②相手が話すのを、急かさない。
③黙って聞かず、相槌を打ちながら聞く。
④相手の話を要約する。
　　「〇〇と考えているということですね？」などと簡潔にまとめて確認する。
⑤相手が話し終わるまで、きちんと聞く。話の腰を折らない。

れもかなりピンポイントに絞っていることがわかった。

　学生時代の話を聞いていると、小中高と友だちづき合いは「まったくありません」と言う。「休み時間はどうしていたのですか？」と尋ねると、「何かを書いていた。アルファベットの筆記体を書いたりしていた。それが楽しかった」と言うことであった。

　筆記体のアルファベットやシャープに切り取られた写真は、その男性にと

って、くっきりとした美しい形で、それが心の救いになっているように思えた。男性は、職場では人間関係が持てないということで、一人で資料を整理する単調な仕事を与えられており、それは適職のように見えたが、どこか寂しい感じを抱いているようでもあった。男性が写真をブログにアップすることは、男性が写真を通して、人との繋がりを求めているとも考えられた。

それ以来、男性の写真を見せてもらい、それをめぐって話し合うようにした。男性の写真は焦点が必ず何か一点に当たっているのだが、それは他の人の注目するものと異なり、どこかハッとさせられるユニークなものであった。

この男性の場合、双極性障害の治療という視点はたしかに必要である。だが、ベースに、全体よりも部分を、曖昧なものよりも明確なものを、多くの人とは異なったポイントへの注目を、というような自閉症スペクトラム傾向があると考えた時、男性の生きている世界や価値観を教えてもらい、侵襲的にならない形で、男性と共有できる接点をもつことがとても大切になってくる。だが、改めて考えてみると、これは自閉症スペクトラム傾向があろうとなかろうと、診療の基本なのである。自閉症スペクトラムの臨床というと、何か特別に変わったアプローチがあるように考えられやすいが、その人の好きなことや苦手なことについて、ていねいにやりとりし、その人の生きている世界を理解し支援するなど、ごく普通の治療・援助アプローチと同様である。

(3) 自閉症スペクトラムとしての生き方を尊重する

〔症例6〕ジャズ喫茶で働く女性

集団の中に入るのが苦手で、人と関わるのが苦手な自閉症スペクトラムの20代後半の女性で、人付き合いはほとんどないということであった。それで、今はどのように毎日を過ごしているのかを尋ねたら、ジャズ喫茶にアルバイトに行っているということだった。「ジャズ喫茶って、大変じゃない？」と尋ねたら、女性は「私はジャズが好きなんです。それだけでなく、ジャズ喫茶は演奏が始まると、音が大きくて話ができない。大声で話していると、周囲の人から注意されるから、ほとんど話さなくてもいいんです」ということ

であった。私はその話を聞いていたく感銘した。女性は人と話をするのは苦手で負担であったが、まったく人が嫌いなのではなく、どこかで人を求め、人との接点を求めていた。ジャズ喫茶の中で、好きなジャズを聞きながら、人の中にいる雰囲気を楽しみ、人との微かな交流を楽しんでいたのである。

〔症例7〕「一人花見」を楽しんでいる女性
　長期間、家にひきこもっている、自閉症スペクトラムの女性が、「毎年、桜が満開になると、『一人花見』に行っている」と述べたのが忘れられない。桜が満開になった小さな公園に行き、皆がゴザを引いて飲んだり食べたりしているすきまに、小さなゴザをひき、自分の弁当を広げ、桜を楽しむのだという。たしかに一人かもしれないが、桜を楽しんでいる人たちの賑やかな雰囲気を楽しんでいるようで、女性が人と交わるわけではないが、人の温もりを感じているように思った。女性は、その公園で食事を終えると、続いて、地域で有名な別の桜の名所に行き、そこでゴザを広げ、おやつを楽しむということであった。長期間、ひきこもった生活を続けていたが、それ以外にも、時おり一人で小旅行に出かけたり、映画を見に出かけたりして、人の中にいる雰囲気を楽しんでいるようであった。

　二人とも、人との接点の少ないコミュニケーションを楽しんでいた。
　自閉症スペクトラムの人は、人間関係で緊張しやすく接客業は向かないと言われる。だが、それは人と話したくないということではない。人と話をしたい、でもどうしたらいいのか分からないし、話しかけられてもうまく答えられない。そのような思いのなかで、彼らの心は揺れ動き、苦しんでいることが多い。本当に「人が嫌いで一人がいい」という人に、少なくとも私は会ったことはない。皆、どこかで人を求めている。
　ジャズ喫茶で働く女性は、演奏の合間という限られた時間だからこそ、安心してコミュニケーションを楽しむことができたし、一人花見を楽しむ女性も花見の人のにぎわいを楽しんでいた。対人関係の苦手な人たちも、自分にできる仕事や居場所を探して生きているし、そのようなものはないかと私は

一緒に考える。中には、接点の少ない薄いコミュニケーションから、しだいに人間関係を広げていく人たちもいる。

やりやすいものから始める。そしてやっているうちに少し自信がついてくる。接点の少ないコミュニケーションは、その一つではないかと思い、大切にしているのである。

★自閉症スペクトラムをもつ人たちの生き方・楽しみ方をできるだけ大切にしたい。治療や支援は、その上に発展していくものであり、それを伸ばしていく方向に向かう必要がある。

---

(4) 小問題が大問題に、大問題を小問題に
〔症例8〕「死ぬしかない」と繰り返した20代の男性

男性には、毎回の診察の返答が、「順調です」と「死ぬしかありません」の二つしかない。「順調」の時は、「何も困ることはありません。皆、よくしてくれて仲良くやっています」と話す。「死ぬしかない」の時は、「皆ひどい人間ばかりです。悪人です。もう死ぬしかないんです」と話す。このように100か0か、白か黒かで、中間やグレーゾーンがなく、一極からもう一極に180度反転するのである。

ただ、「生きる・死ぬ」という人生の大問題の背景でも、日常生活の中での具体的な小問題があることが多いし、職場の人員が減り効率とスピードアップを求められるなどの環境の変化が生じていることも多い。支援の際には、「困った」と自覚されていない現実の小問題はないか、周囲の人たちからの情報を得ながら、推測していく必要がある。

男性の場合、宅配の仕分けの仕事を「順調」にしていたのであるが、ある時、店長からお客さんの対応もするように言われ、接客をはじめた。接客自体も得意ではなかったが、男性が混乱したのはお客さんとの微妙なやりとりであった。たとえば、10kgまでが○○円と決まっているのに、11kgの人が、「1kgくらいまけて頂戴」と言ったりすると、1kgをまけるかどうかとい

う判断で混乱しフリーズしてしまうのであった。それだけでなく「死にたい」と荒れたりするのであった。男性は10kgまではいくらという規定を守りたかったのに、客は少しくらいよいのではないかと、1kgまけることを求めたのである。

　現実の小さな一つの問題の行き詰まりが、一気に人生の行き詰まり、生きる・死ぬの問題になってしまうのである。「こう考えてみたらどうか」という視点の切り替え、「まあ、いいか」といういい加減さや適当さ、そして何よりも、困ったときに人に相談するということが難しいことが多い。男性の場合は、上司と相談し「1kgまではまける。それ以上はまけない」とすることで、問題は解決し、仕事を続けていくことができた。大問題を現実の小問題に戻し、その対策を一緒に考えていくことが、実際にとても大切になると思うのである。

(5) 理解としては自閉症スペクトラムを広くとり、診断としては自閉症スペクトラムを狭くとる

　以前から私は、境界性パーソナリティ障害と診断されてきた不安定な青年を診るときに、できるだけ青年の中にある微かな自閉症スペクトラム的特性を見つけようとしてきた。パーソナリティ障害と捉えるよりも、できるだけ自閉症スペクトラムと捉え、自閉症スペクトラムとして援助するほうが、青年が安定するように感じていたからである。境界性パーソナリティ障害として、自己像や他者像の不安定さや対人関係の不安定さなどというパーソナリティそのものを治療対象とするよりも、切り替え困難や複数の情報処理の苦手さ、細部へのとらわれや全体像の把握の困難などという、その人自体ではない具体的な外界・内界の捉え方を理解し援助することの方が、青年が安定することが多いように思うからである。

〔症例9〕「境界パーソナリティ障害」として紹介された20代後半の女性

　女性の発達歴は不明だが、紹介状によると、幼小児期に父親より身体的な暴力を受けていたということであった。学生時代から友人はなく、一人で過

ごすことが多かった。高校の頃より、摂食障害、不登校がはじまり、やがて大量服薬や自傷行為が認められるようになった。「突然意識を失って倒れる」という解離症状、失立失歩などの転換症状が出現したこともあった。これまでも主治医が長続きせず、何人も交代してきたということであった。

　私は数回の診察の後、彼女の中に、自閉症スペクトラム特性という文脈で理解できる言動があると思った。たとえば彼女は次のように言う。「ぱっぱっぱと、質問されると混乱する」「問い詰められるとパニックになってしまう。頭が真っ白になって、言葉が浮かばなくなる」「時間をかけたら伝えることができる」「決まったことははっきりしているのでよい。コロコロ変わるのがしんどい」などと述べ、彼女が話のスピードや雰囲気に反応しており、思い込みや予定の変更に混乱していることなどがわかった。そこで、彼女の会話のスピードに合わせ簡潔な言葉を選ぶように心がけ、まずは「前もって大きな予定を定め、少しでも落ち着いた平穏な一日一日を積み重ねていく」ことを提案した。自閉症スペクトラム的な傾向に注目していくことで、その後、紆余曲折はあったものの、少しずつ彼女の言動は安定していったのであった。

　私は、長い病歴・治療歴をもつ人に出会う時、「難しい患者」という先入観が「治療を難しくする」ことがあると考え、なるべくそれまでに付けられている診断名を、一度、棚上げして考えるようにしている。不安定な青年の中に自閉症スペクトラム特性を見い出すことは、青年を、そして治療の場を、安定させる働きがあるように思う。

　しかし、このことはあくまでも青年を自閉症スペクトラムという視点で理解するということであって、青年を自閉症スペクトラムと診断するということではない。前述したように、自閉症スペクトラムという診断は、青年の悩みや苦しみが、本人の「横着やわがままなどのせいではない」というように、周囲の人の誤解を解いたり、自分自身を責めることから解放するという一時的なプラスはある。しかし、時には「自分は自閉症スペクトラムだから、○○はできない」という自己否定的な思考や、「あの人は自閉症スペクトラムだから……」という、周囲の否定的感情をもたらすことがある。自閉症スペ

クトラムという診断が長期的にどのような結果をもたらすのか、治療者はそのプラス・マイナスを充分に考える必要がある。それだけでなく私は、診断ということには多様な社会的な意味が含まれることが多く、自閉症スペクトラムかどうか明確でないグレーゾーンの人たちを広く自閉症スペクトラムと診断していくことは慎まなければならない。

おわりに

　統合失調症をもつ人への治療や援助は、当初の幻覚妄想などを対象とした治療から、時間の経過と共に、症状があるかどうかは別にして、しだいに日々の出来事の話題や日常生活の相談にのり、少しでも平和で穏やかな毎日、その人らしい毎日を過ごしていくことへの支援へと変わっていく。症状よりも生活や人生の方が大切になるのである。自閉症スペクトラムも同様ではないかと思う。自閉症スペクトラムをもつ人の治療や援助も、障害特徴と言われているものの長所を生かし短所をカバーするというような援助から始まるが、時間の経過と共に、しだいに日常生活の話題が中心となり、少しでも平和で穏やかな毎日、その人らしい毎日を過ごしていくためへと変わっていく。治療や援助はあくまでもその人らしい人生を生きるためのものであり、精神障害であれ、自閉症スペクトラムであれ、人は誰でもその人らしく誇りをもって生きていくことが第一である。治療や援助はこの基本的な目標とでもいうものを見据えたものでなければならないと思うし、またそのようになっていくことを心より願っているのである。

参考文献
神田橋條治『神田橋條治　精神科講義』創元社、2012年
滝川一廣『「こころ」の本質とは何か』ちくま新書、2004年
滝川一廣、佐藤幹夫『「こころ」はどこで育つのか　発達障害を考える』洋泉社新書、2012年
福田正人『改訂新版　精神科の専門家をめざす』星和書店、2012年
本田秀夫『子どもから大人への発達精神医学』金剛出版、2013年

広沢正孝『成人の高機能広汎性発達障害とアスペルガー症候群』医学書院、2010年
西丸四方「分裂性痴呆」『精神医学』15巻4号、1973年
Wing, L. : *The Autistic Spectrum*. Constable and Company Limited, London 1996.
　（ローナ・ウィング著、久保紘章、佐々木正美、清水康夫監訳『自閉症スペクトル』東京書籍、1998年）
村上伸治『実戦　心理療法』日本評論社、2007年
青木省三『僕のこころを病名で呼ばないで』ちくま文庫、2011年
青木省三『時代が締め出すこころ』岩波書店、2011年
青木省三『ぼくらの中の発達障害』ちくまプリマー新書、2012年

第15章

中年期、老年期の自閉症スペクトラム

1 抑うつ状態の背景に自閉症スペクトラムが疑われる場合がある

〔症例1〕50代の男性、会社役員

主訴：しんどい。仕事に集中できない。入院させてほしい。

現病歴：早期がんの手術を受けた。2カ月後頃より抑うつ的となり、クリニックでうつ病と言われ、入院を希望し受診となった。しかし、抑うつ気分、悲観的・否定的思考は、あまりはっきりとは述べない。とにかく「集中できない。苦しい」と述べた。私は、抑うつ気分やうつ病的な思考がはっきりせず、「うつ病だろうか」と疑問を感じたが、会社経営も順調な男性がこれほど切迫して入院を希望するのは、よほどの苦しみがあるに違いないと思い、入院治療を引き受けた。入院中、看護スタッフには抑うつ的な言動は感じとれなかったが、男性は約1カ月、いたってマイペースに過ごした。「順調に回復しています」と述べ、短時間会議に出たりしながら、退院し職場復帰を果たしていった。何が役に立ったのか、不思議な入院であった。

その後も、定期的に受診し、自身の体調を、きちんとし過ぎるくらいに報告してくれた。

どう考えたか

入院中から、男性自身は自分の抑うつ状態を、「どのくらいの時間、集中できるか」という集中力・持続力で推測しているらしいことがわかった。そ

れ以外の、気分や意欲や思考はどうも実感できないようであった。当初は1時間もしないうちに集中できなくなり頭が働かなくなっていたが、仕事量を徐々に増やすことにより、次第に集中できる時間も増えていった。

また、「同時に複数のことができない。パソコンを開いて見ていて、電話がなったり、話しかけられたり、お茶を持ってこられたりすると、混乱して何もできなくなってしまう」ということや、「何でも、一つのことを考えはじめると頭から離れない。切り替えられないことがある」というような、複数の情報の処理や思考の切り替えが困難なことがわかった。

どうしたか

同時にいくつまでの情報なら大丈夫かと尋ねると、「二つまで」ということであったので、出来る限り同時に複数の刺激が入らないようにすることを助言し、「あなたは、たくさんの情報を広く浅く処理するタイプではなく、限られた情報を狭く深く考え抜くタイプだと思います。欠点をカバーし、長所を生かしましょう」と話した。男性は、私の助言を生かし、「職場ではパソコンを開かないことにしました。その方が仕事に集中できる」と述べ、自分なりの仕事のペースを作っていった。

また、仕事のことを考えていると、しばしば考えが頭から離れなくなり、家に帰っても考え続けることがあり、それが続くと疲労するようであった。そして、疲労が蓄積するとブレーカーが落ちるように、集中できなくなり、考えがまとまらなくなるようであった。

しばらくたってから、男性は味覚の領域で、きわめて繊細な能力の持ち主であることがわかった。ある食品コンテストの審査員であり、微妙な味を評価し、点数をつけ評価していた。美食家で日本酒にも詳しく、味わうことは男性の楽しみでもあった。また、美食のうんちく話で人と繋がることもできていた。会社での仕事は、彼の味覚の能力を最大限に生かしたもので、治療中でありかつ不景気な経済状況においても、右肩上がりに成長していっていた。

発症の時のことを振り返って、「ふと思い返して見ると、がんの手術をし

たとき、そのこともたしかに不安であったけれども、がんを切除して、食べられなくなった期間がつらかった。その時、切り替えができなくなった。自分は食事を味わうことで、仕事の考えを切り替えていたような気がする」ともらしたのであった。「食べられなくなって、切り替えが困難になってうつ病になった」というのは、聞いていて説得力があるものであった。

まとめ

男性は優れた集中力を生かして仕事をこなしていた。会社役員として多くの他業種の人とも、男性なりに工夫して交遊をもち、かつそれを楽しんでいた。男性なりに仕事と趣味を切り替えて生活していたが、特有の情報処理の仕方、切り替えの困難などから、男性がいくらか自閉症スペクトラムの傾向をもっているものと考えた。切り替えの困難と過度の集中という自閉症スペクトラム傾向は、諸刃の剣であり、それは会社を引っ張っていく原動力であるし、時には疲労を蓄積させ、エネルギーを枯渇させ、抑うつ状態をもたらすものにもなったと考えた。

男性には、主として情報処理に焦点を当てて助言した。情報の絞り方と、切り替え方法を助言することによって、男性はその後、安定して会社役員として仕事をし、食事と酒を楽しんでいる。

★独特の情報処理、切り替えの困難のマイナスを減らし、プラスを活かす。

2 まとまりのない言動の背景に自閉症スペクトラムが疑われる場合がある

〔症例2〕個室から大部屋に無断で転室した60代後半の女性

女性は、1年前より、いくつかの身体疾患があり、地元の病院で治療していた。身体の癌が見つかり、地元の病院から手術のために紹介され、外科に入院となったが、身体の処置などの都合で、大部屋ではなく個室への入院と

なった。

　入院時は落ち着いていたが、個室に入院後、2日目より混乱し始め、医師や看護師の言うことを聞き入れず、自分の考えをまとまりなく主張するようになった。そのため、身体治療を始められず、精神科診察を依頼された。

　診察時、「手術は地元の病院で受けてきた。ここで手術するなんて、聞いていません。地元の病院で通院治療を受けます。帰ります……」などのことを、一方的に、まとまりなく話す。話はまとまらなかったが、断片的に「お金」のことがよく出てきた。診察医は、見当識や意識の障害はないことから器質性精神障害は否定し、現在の身体状況や治療の流れをまったく理解しておらず、また、自分の決めた予定や考えを修正することができないことから、自閉症スペクトラムの反応性の混乱ではないかと考えた。そのため、外科医には、視覚的に捉えやすい図を用いて、「簡潔に現在の状態とこれからの治療」を説明するように助言した。

　女性は大学卒業後、大企業に就職したが、営業などの接客や複雑な事務はさせてもらえず、単純な仕事を定年までやってきたという。予定の変更があると混乱し、対人関係をもつことが苦手な女性に、営業や変化のある仕事はしなくていいように、周囲の人が配慮してきたのではないかと想像した。1年前まで、母親との二人暮らしであったが、母親が高齢となり施設入所したため、現在は一人暮らしであるという。どうもこの一人暮らしも不安の一因のようであった。しかし、発達歴を含めた客観的な情報は得られなかった。

　だが、事態は意外な方向に展開した。外科医が助言を受けて対応する間もなく、女性は無断で、個室から、大部屋の空いていたベットに移動してしまったのである‼　そして、そこから動こうとせず、居座り、病棟スタッフも黙認せざるを得ない状況になった。その頃より、女性は落ち着きはじめたが、外科医の説得は受け入れず、入院当初の主張通り、地元の病院で治療を受けると言って、帰っていった。

どう考えたか

　振り返ってみると、入院当初より、個室の差額料をはじめ入院費などのお

第15章　中年期、老年期の自閉症スペクトラム

金のことを気にしていたようであった。特に、個室の差額料を考えているうちに、今後に必要な蓄えがなくなるのではないかと不安となり、パニックとなったのではないか。そのため、大部屋に無断で移るという、衝動的で大胆な行動に出てしまったと想像した。

　この女性を自閉症スペクトラムと診断することはできない。しかし、職場では単調な仕事に護られ、家庭では母親に護られてきたという生活史があることと、不安が引き起こしたコミュニケーションの混乱の激しさや、自分の考えの切り替え困難などから、自閉症スペクトラムの可能性を考えて対応するほうが適切ではないかと考えた。

　一人暮らしの不安の上に、個室の差額料という「想定外」のものが加わった時、女性はパニックになった。女性に一番必要だったのは、個室料の減免・免除という具体的な対応であったが、すでに大部屋に移動しており、地元の病院に転院すると心に決めていた。

　このように、保護的な環境で生きてきた自閉症スペクトラムの人の護りが薄くなり、生活に予想外のことが起こった時、周囲の人には理解できないように思える混乱が生じることがある。ただ、それは想定外の出来事、将来の経済的な不安などがもたらしたパニックの結果であり、だからこそ、それらの要素が取り除かれると急速に改善した。

　このような場合、薬はあくまでも補助であり、現実に不安をもたらしている要因を取り除くのが第一である。混乱時、薬の服薬も勧めたが、女性は薬を飲みたがらず、向精神薬の処方はしなかった。

　★まとまらない言動の背景に、現実的・具体的な不安を見つける。

3　趣味や資格の背景に自閉症スペクトラムが疑われる場合がある

〔症例3〕「3日で所長になった」男性

　70代半ばの男性が、アルコールの多飲を続け、肝障害となり、内科に入院となった。「酒は昼間から飲んでいた」と言う。内科入院後、明らかな離脱症状は認められなかったが、経過よりアルコール依存症を疑われ、紹介となった。内科入院中、採血結果にこだわり、看護スタッフにくりかえし結果を尋ねて、スタッフがへとへとになっているということであった。「生来、頑固。一度決めたら貫く。人間関係は苦手」ということだったので、融通の利かない生真面目な人物ではないかと思って話を聞き始めたが、柔らかな物腰、話しぶりで意外であった。

　男性は40代半ばには、20年近く勤めた工業系の会社で、安全管理を担当していたが、ある時、新しい上司と意見が合わず、衝突し、退職した。その後、ガソリン・スタンドにアルバイトで勤めたが、「危険物取扱の資格」をもっているということで、3日目に所長に抜擢され！　以後、定年まで勤めたということであった。

　資格について尋ねると、長く勤めた工業系の会社では、誰もが一つ以上の免許・資格の取得を求められていた。いろいろな資格があり、彼は一つひとつ資格を取っていったそうだ。「大変だったでしょうね？」と尋ねると、「毎日、夜中の2時に起きて、試験勉強をした」という。危険物以外にも10あまりの資格を取得しており、30代の頃は資格取得に没頭していたことがわかった。資格マニアだったのである。

　当時は、特別な目的もなく取った資格だが、転職後、「3日で所長」という結果になった。芸は身を助けるというが、資格マニアの面目躍如である。

　そこで、男性に、趣味や興味について尋ねると、盆栽、陶器収集、金魚、釣りなどたくさんの趣味をもっていることがわかった。「盆栽は300鉢持っていた。でも、全部人にあげました」などと言う。とことんやったら興味がな

くなってしまい、他のものに興味が移るということを繰り返していた。

　内科入院前は、海岸での魚釣りに凝っていた。毎日、朝は釣りに行って、魚は皆に配っていた。料理も好きで、一人で作って食べたり、皆に料理を配ったりしていた。「趣味人」として、同好の人と交流し、本来の凝り性を発揮して、いずれの趣味でも人に一目置かれるレベルまで達していた。

　しかし、釣りや料理だけでは、昼間の時間をうめられず、アルコールにはまりこんだようなのであった。

どう考え、どうしたか
　そこで、「アルコール依存症と言う病気があるが、どうしますか？」と尋ねると、「ワシは、内科の先生にγGTPの数値が200と言われると、酒を減らして、1カ月で2ケタまで減らしていた。新しい先生は心配性で、精神科に紹介されたけど、γGTPさえ教えてくれれば自分で何とかする」というのであった。男性が、「内科入院中に、検査結果を教えてくれ、数値を教えてくれ」と繰り返し尋ね、スタッフも困っていたが、その理由がはじめてわかったのであった。

　男性はこだわりエネルギーを、資格や趣味に注ぎ、それなりのレベルに達していた。自分の考えを曲げず、人間関係も苦手だったようだが、長い間の仕事や趣味での人間関係にみがかれて、「独特の雰囲気」を醸し出すようになり、社会の中でそれなりの位置を獲得するに至っていた。診断を確定することはできないが、自閉症スペクトラムと捉えた方が治療的ではないかと考えた。

　男性には、アルコール依存症の心理教育をし、断酒会など自助グループに導入し、断酒を目標とするよりも、数値へのこだわりを治療に活かし、男性の希望通り、「γGTPを指標とした節酒」という方針が一番実りあるのではないかと考えた。その後、男性は、肝機能を指標にしながら、節酒をし、釣りと料理を楽しんでいるのである。

★こだわりエネルギーを、生産的なもの、楽しいことに向けることが大切となる。
★その人のルールを活かした助言を考える。

社会文化的背景

わが国の経済の低成長は、リストラへの不安、過剰労働を含めて、働く人々に大きな心理社会的な負担を強いている。特に1990年代から、年功序列の日本的経営システムが崩れ、成果主義が導入されるとともに、仕事が質・量ともに以前より忙しくなった。スピードと効率が求められ、仕事に追われ、ゆとりがなくなった。私たちの職場でも、お茶を飲みながらの雑談で、先輩から後輩へと臨床の技術が伝えられる、そんな時間がなくなった。

言葉が適切ではないかもしれないが、多様な人が多様に生きることがしにくい社会になっている。

・口下手で愛想はないけれど、根は優しい。
・変わっているけれど、時にいいことを言う。
・頑固で気難しいけれど、信義に厚い。
・マイペースだけれど、ていねいな良い仕事をする。
・奇抜な発想だけれど、時に感心させられる。

このような人たちは、地域や職場の「中心」ではなく、「周辺」に自分の生きる場を見つけ出して生きていた。そして、その人なりの存在意義、人としての「持ち味」を発揮していた。以前であれば、社会の中に適応していた、そのような人が、現代の社会では生きづらくなり、自閉症スペクトラムとして顕在化しやすくなっていると考えられないだろうか。

まとめ

中年期、老年期の人というものは、もって生まれた特性や資質とともに、すなわち「生きづらさ」があったとしても、それを抱えながらも、社会の中

で生き延びてきたということである。その人なりに、社会性やコミュニケーションの障害をうまくカバーし、特性を活かしてきたのである。それだけでなく、社会の中で、特性や資質が磨かれ、その人独特の「魅力」「持ち味」を生み出してもいる。コミュケーションや社会性の障害は、飄々とした仙人のような形になったり、いつもニコニコしていて穏やかな仏様のような形になっていたりする。生きづらさを生きるという人生修行が人を磨くのではないかと、私は思うのである。それだけではなく、こだわりを仕事や趣味に活かすことでいい仕事をし、それで人から評価され、自分も楽しんでいるのである。

　その人たちの対処方法や「魅力」「持ち味」を見つけ、大切にする。そこに支援のポイントがあるのではないかと考える。

4　自閉症スペクトラムが家庭生活に与える影響

注意欠如・多動傾向をもつ人と自閉症スペクトラム傾向をもつ人が一緒に暮らすとどうなるか
〔症例4〕
　注意欠如・多動傾向を持つ夫と、自閉症スペクトラム傾向をもつ妻が暮らしている。休日は、注意欠如・多動傾向の夫は、とにかく車に乗って、テレビで見たばかりの行楽地や道の駅に行き、農家の手作り品などを買う。夕方、時間があれば美術館に行き、帰ってからはテレビでロードショーを見る。動き回っていると生き生きとし、生産的かどうかは別として「じっとしていない」のである。一方で、自閉症スペクトラム傾向の妻は、街中の雑踏や騒々しさを避け、情報の入力を絞り静かに過ごそうとする。デパートに行くよりカタログ・ショッピングのほうが性に合うのである。注意欠如・多動傾向の夫が刻一刻と起こす変化は、自閉症スペクトラム傾向をもつ妻に小さなパニックを頻発させる。注意欠如・多動傾向の夫と自閉症スペクトラム傾向の妻とでは反応する速度に違いがあるので、夫は妻にイライラし、妻は夫に少しゆっくりしてと求める。お互いに悪意はないのだけれど、敏感になり、時に

は被害的となったり、時に疲れてしまったりする。

どうしたらいいか

　注意欠如・多動傾向をもつ人は、自身の興味や関心を大切にし、それに突き動かされて動いている時に充実感を感じる。一方、自閉症スペクトラム傾向をもっている人は、こだわった趣味に没頭したり、はまりこんで時間を過ごす時に充実感を感じる。となると、互いの文化（生き方・考え方）に敬意を払いながら、二人の生きる道を探るしかない。

　私は、接点を限局することを提案する。食事をする時間、二人の共通の問題・課題を話し合う時間、共通の趣味を楽しむ時間などの、時間はしっかりと共有して楽しめばよい。しかし、それ以外の時間は、それぞれが自分の好みで時間を過ごすことを大切にすることを勧める。また一緒にいる時間でも、別々の過ごし方をすればよいと思う。それぞれが自身の生き方や好みを大切にすることと、同時に相手の生き方や好みを尊重することを両立させることが大切なのである。

どうなるか

　注意欠如・多動傾向をもつ人と、自閉症スペクトラム傾向をもつ人が暮らすことは、うまくいけば双方にプラスをもたらす。注意欠如・多動傾向をもつ人は多動的で機動力に富み広く情報を収集する能力がある。それは動かず定点観測になりやすい自閉症スペクトラム傾向をもつ人に多くの力と情報を提供し、その世界を広げてくれる。もちろん、一度にたくさんの情報となると混乱する自閉症スペクトラム傾向の人が多いので、情報は一つひとつが鉄則ではあるが。

　一方、自閉症スペクトラム傾向をもつ人のユニークな考え方は注意欠如・多動傾向をもつ人に、新鮮で深い視点を提供するであろう。それだけでなく、注意欠如・多動傾向をもつ人の詰めの甘さを補い、危険にはブレーキをかけたり、ミスを減らしたりする。それは、注意欠如・多動傾向をもつ人にはとてもありがたい。

ポイントは、互いの違いを認め、不得手を相補い、互いを活かす生活スタイルを作るところにある。

さて院内を見てみると……

外来診察に付き添ってきたり、入院病棟に面会に来たりする親や配偶者や子どもが、どのような人かを知ると、当の患者が何に疲れているのかよくわかることがある。

〔症例5〕抑うつ状態で入院となった60代女性

入院中の60代女性の面会に、夫がやってきた。夫は、何よりも先に、看護スタッフに「この病室は明るくて見晴らしがよくていいですねー。でも、駐車場が混んでいて大変だった。何とかせんといけんでしょう」と言ったのであった。悪意はまったくないのだが、大きな声で思ったことをハッキリ話し、これでは職場や地域で小さな衝突を繰り返しているであろうと想像された。生活歴で、女性（妻）が近隣のことで苦労するというのは、近隣の人と夫とのトラブルで、気を遣い頭を下げるのに疲れ果てていたということだろうと想像した。入院して、夫と離れるだけで、メキメキ女性は元気になっていった。

〔症例6〕全般性不安障害で入院となった40代女性

全般性不安障害という診断で入院した女性は、病院での生活の仕方や独特の考え方から、自閉症スペクトラムが疑われた。しかしある日、面会にやってきた夫は耳で聞いて理解するのが極めて苦手で、主治医の説明が聞きとれず、被害的となり怒りだしたのであった。女性（妻）の方が自閉症スペクトラム傾向の程度は軽く、家や地域では女性が交流の窓口となり、地域から孤立しないために女性が必死で挨拶や近所付き合いをしていたのがわかった。その負荷が大きく、女性の不安の原因となっていたと考えられた。

このように、自閉症スペクトラム傾向や注意欠如・多動傾向という視点から夫婦関係を見たとき、初めてそれぞれの苦労が理解でき、二人の折り合う

形が見えてくることがある。

★性格と考えると二人の折り合いをつけるのはなかなか難しいが、発達特性と考えると、意外に折り合いがつけられることがある。お互いが性格を変えることを求めるとうまくいかないが、発達特性となるとそれぞれの意志では変えられないものと諦め、お互いが短所をカバーするという発想になりやすい。だから、夫婦関係は異なった性格の出会いであるのだが、夫婦は皆、「割れ鍋に綴じ蓋」と考え、異なった発達特性同士が相補うとみる方が、より実りのあるものになると思うのである。

参考文献
青木省三『時代が締め出すこころ』岩波書店、2011年
青木省三『ぼくらの中の発達障害』ちくまプリマー新書、2012年

第16章

うつ病の家族への支援

1 家族は疲弊する

〔症例1〕心気・抑うつ症状を訴えた70代の女性

　女性は、「気分がしゃんとせんし、今ひとつ元気がでないのです。めまいもしてね。身体がどこか悪いのではないでしょうか。家のことは何とかしているのですが、あとはゴロゴロしています」と、月に一度、通院しては心身の不調を訴える。表情には笑顔も混じり、切迫感はないし、薬も少し服用しているだけであったが、症状は悪くはならないがよくもならない。私が担当する以前から、長年通院しているのだが、症状は一向に改善しないのであった。そこで、改めてこれまでの経過を尋ねてみた。「昔、主人が働いているときは、うつがひどくてね。こちらに通院し、何度か入院したこともありました。あのころは、私も仕事をしていたし、本当に大変だったですね。でも、定年で仕事を辞めてからは主人はすっかり元気になって、今は好きなことをしています。逆に、主人が仕事をやめたころから、代わりに私の方がしんどくなって、元気が出なくなってゴロゴロするようになってしまいました」というのである。夫も同時に受診しているが、たしかに夫は声も大きく張りがあり、表情も明るく元気である。うつ病の気配はまったくなく、いつも「元気にしています」と言って帰っていく。どうも、夫が現役の50代にうつ病は激しく、定年で夫のうつ病は改善し、症状がスイッチするように、妻の不安抑うつ、身体症状、心気症状などが出現したようなのである。程度は激しくないが、それが10年以上続いていた。

反復性うつ病、慢性うつ病の患者の家族は、日々の対応の疲れが蓄積し、疲弊している。その結果、家族自身が身体疾患になる人もいるし、精神疾患を発症することもある。患者の治療や援助の必要性は言うまでもないが、その患者を日々支えている家族を支援することは、患者にも家族にとっても大切なことである。

〔症例2〕20代前半の「躁状態」の男性
　4年前、父親が交通事故で大怪我をして、半年あまりの長期入院となった。その際、父親の看病に母親は頑張ったが、母親自身も仕事しており看病と仕事の疲労が蓄積し、3年前に母親が抑うつ状態となり、精神科クリニックに通院するようになった。父親は何とか仕事に復帰したものの、仕事に加えて、母親の代わりに家事もしなければならず、2年前に抑うつ状態となり、精神科クリニックに通院するようになった。父親も母親も仕事があまりできなくなり、経済的にも家族は追い詰められていった。半年前に長男は専門学校を卒業し、就職となった。長男は、新しい職場での仕事がうまく覚えられないなどと苦しんでいたが、家庭に経済的な余裕がなく次男の専門学校の学資を出してもいた。長男にも家庭と職場の負荷がかかっていたのである。そのような中で、長男は躁状態で発症し、入院となった。誇大的で万能感に溢れた躁状態であった。私には、ドミノ倒しのようにのしかかってきた家族の重圧を、長男が跳ね飛ばそうとし、一種の空回りと言っても良いような躁状態を生み出しているような気がした。
　さて、どう考え、どうしたものだろうか。長男の躁状態は気分安定薬を主体とした薬物療法にもなかなか反応しなかった。それだけでなく、家族の重圧をそのままにしておくと、躁うつの波を継続させるようにも感じた。母親のクリニック、父親のクリニック、そして長男の入院先は、それぞれ異なっており、すぐにケース会議というのも難しかった。
　そこで、父親、母親と弟に来院してもらい、長男の負荷を少しでも減らす方法はないか、検討した。仕事については、本人が信頼している上司と連絡をとり、少し減らしてもらうようにお願いした。また、次男の学資について

20代前半の「躁状態」の男性

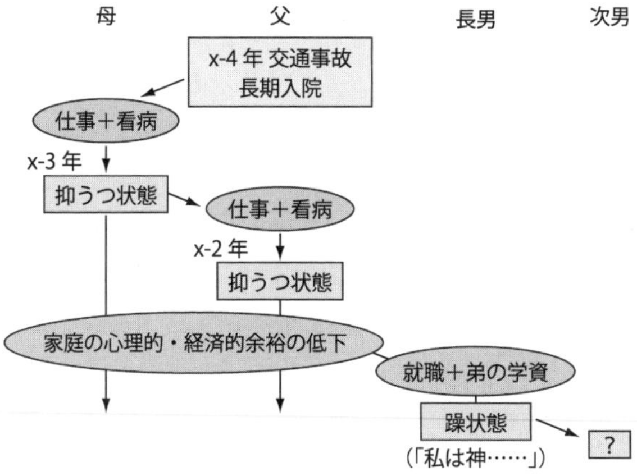

```
    母         父         長男        次男

            ┌─────────────┐
            │x-4年 交通事故│
            │  長期入院    │
            └─────────────┘
         ╱
    ╭─────────╮
    │仕事＋看病│
    ╰─────────╯
    x-3年 ↓
    ╭─────────╮    ╭─────────╮
    │抑うつ状態│    │仕事＋看病│
    ╰─────────╯    ╰─────────╯
                    x-2年 ↓
                   ╭─────────╮
                   │抑うつ状態│
                   ╰─────────╯
    ╭───────────────────────────╮
    │家庭の心理的・経済的余裕の低下│
    ╰───────────────────────────╯
         ↓          ↓     ╭─────────────╮
                           │就職＋弟の学資│
                           ╰─────────────╯
                                ↓
                           ╭─────────╮    ┌───┐
                           │ 躁状態  │───→│ ? │
                           ╰─────────╯    └───┘
                          (「私は神……」)
```

図10

は奨学金を申請することにした。長男の躁状態は次第に落ち着き、気分の波はいくらか残っているものの、仕事を続けることができている。

2 うつ病の急性期──家族が悪いのではない

　うつ病が徐々にはじまってくるとき、その変化は「いったい何が起こっているのか」患者にも家族にもわからないものである。

　徐々に、表情や雰囲気が暗くなり、家での口数が減る。笑顔が減り、笑い声が聞こえなくなる。ため息が出る。食事の量もぐっと減り、夜中にふと見ると目をパチッと開けて起きていたりする。そして、考え込む時間が増え、やがて「皆に迷惑をかけてしまった。自分が悪い」「迷惑をかけているので、死ぬしかない」などと、自分を責める言葉を漏らすようになる。家族の「何、言ってるの。そんなことないよ。あなたの考えすぎよ」という言葉に、「そうかな……」と応えるというような、会話が成立するときはまだよい。家族の話に本人がまだいくらか反応するところが残っている。しかし、次第に「駄目だ。やめたい」というような言葉が、くりかえし本人の口から出てく

るようになる。「心配ないよ」と何度話しても、「どうにもならない。自分は駄目だ」というような心配や自責の念が繰り返される。「昨日も話したでしょ。心配ないよ」と言ってもダメなのである。このあたりで家族はただならぬ事態であり、自分たちの言葉が本人を助けるものとならないことに気づく。家族は、何とか自分たちの力で解決しようとするのだがうまくいかず、しだいに無力感がつのり、疲労が蓄積してくる。

少しでも明るくなるようにと思って、話しかけても冗談を言ってもまったく反応しない。体力が落ちたらいけないと思って、ご馳走を作っても食べないなど、「少しでも元気になるように」という家族の気持ちや思いが伝わらないのである。

家族の熱心な「励まし」や「元気づけ」が通用しない大変さやしんどさをねぎらうことと同時に、ゆううつな気分や悲観的・否定的な思考や意欲の低下が、「うつ病という病気の症状であり、今はとても苦しいが、治る病気である」という、病気についての説明が家族に必要となる。

患者はうつ病の症状として自分を責めるが、しばしば家族も自分のせいで病気になったと責めやすい。「家族が悪いから起こる病気」ではないこと、家族の責任ではないことを繰り返し説明する必要がある。

それだけではない。うつ病の患者の家族は、親族や周囲の人から「家族が悪いから病気になった」と責められやすい。患者を精神科に受診させたということだけで、「あなたの世話が足りないから元気がなくなったのに、病気扱いした」と親族から激しく責められた人もいる。「家族が悪いから起こる病気」ではないこと、親戚や知人にも説明する必要がある。

3 医療機関と連絡がとれる

〔症例3〕70代の男性

男性は妻と兄弟に付き添われて受診した。「町内会のみんなにとんでもない迷惑をかけてしまった。申し訳ない」とブツブツとつぶやくように話す。横から妻が、「今年、町内会長の役が順番でまわってきた。頑張ってやって

いたが、どうしても町内の意見が合わないことが続き、このところずっと悩み、『自分が悪かった』とふさぎこんでいた。でもこの人が悪いというよりも、難しい人がいてしょうがなかったんです」と述べた。「だけど心配なんです。ふっと死にたいと漏らしたり、目を離すと家を出ていこうとしたりする」と付け加えた。重症のうつ病で、自殺の危険も高いと判断した。近いうちに今期最後の町内会があるとのことで、難しい人に会うことで増悪するのではないかと心配し、「うつ病という病気であり、ご家族が注意していても、自殺の危険が高い状態。入院治療が必要ではないかと思う」と説明した。だが家族は、「何とか家でやりたい。町内会に出なかったら、今度はそれで自分を責めるようになるように思う。形だけでも、出席させてバトンタッチさせてやりたい。交代で誰かがついています。目を離しません」と述べた。たしかに今、病院に入院して環境が変化することも、一層の自責を強めるようにも考えたので、家族の意向を受け、緊急時の対応や連絡の取り方などについて打ち合わせた。男性は何とか町内会に出席し、無事に町内会長をやめることができた。町内会ではほとんど発言しなかったが、息子が「父は風邪で声が出ません。今日は私が代役です」と話し、切り抜けたということであった。

　男性の場合は、入院治療ができるような体制を準備し、同時に家族との電話での連絡を密にした。「緊急時には連絡がとれ、何らかの助言や対応を受けられる」というバックアップが家族には必要となる。それが家族を支援することとなる。危機的な状況は短期間であり、その期間を過ぎるといくらか余裕をもって治療や援助ができることが少なくない。

4　家族全体が危機的となる

　家族が「休養が望ましい」と理解していても、なかなかうまくいかない場合がある。たとえば、会社や商店などを自営しており、本人以外に仕事内容を理解している人がいない場合がある。うつ病の悲観的な思考の結果ではなく、現実に本人が休むと会社が立ちゆかなくなるのである。このような場合

は、やむを得ず働きながら回復を図ることになるが、これがなかなか難しい。

〔症例4〕50代の女性
　10年ほど前、夫と親族で小さな工場を営む女性が外来を受診した。自営業自体の経営が危機的であり、女性はどうしても抜けられない働き手であった。自営業の今後の不安と、自分がもっと頑張らなければという思いなどの負荷が誘因となり、不安と焦燥の強い、ふっと「死にたい」という気持ちが湧いてくる、重症のうつ病となっていた。夫をはじめとする家族は女性を連れては来たものの、「うつ病で、とても危険な状態。入院を含めた治療が必要」と説明したが、「休養が必要ということはわかるが、今、女性が働かなければ家が潰れてしまう。どうしても入院はさせられない」と述べた。時間をかけて話し合ったが、結局、入院治療にはならず、外来治療ということになった。家族も、少しでも負担を減らすようにしていたのだが、数日後、混乱した女性は自殺を図り、地域の救急病院に運び込まれた。何とか一命をとりとめることができたが、家族も私も、命以上に大切なものはないと改めて認識し、治療を始めることができた。

　現実の状況が厳しい、休めないものであるとき、本人も家族も心理的に余裕がない。本人も家族も含めた全体が危機のときは、家族全体の支援が必要となる。その際、医療だけで支えられるのだろうか、と思うことがある。経済的な危機などに対して、専門家の援助が欲しいと切実に思うときがある。うつ病の治療と援助には、医療を超えた、福祉や法律や経済の専門家からなる、支援のネットワークが必要になることがあるのである。

5　家族とよい変化を共有する

　医療スタッフから見ると表情が明るくなり、うつ病が改善してきているように見える時、「少しお元気になられましたね」と言っても、患者は「いえ、全然よくなっていません」と否定することが多い。それどころか「私はもう

一生治らないような気がするんです」と述べる。家族が「少し元気そうになったね」と言っても、「全然よくならない」と同様に否定する。患者のこのような言葉を聞くと家族は当惑する。そのような場合に、「少しずつよくなっている部分はあっても、しんどい部分にばかり目がいってしまい。よくなっているとは感じられないものである。かなり良くなって初めて少しよくなったと言うことが多い」ことを説明すると、家族は患者がよくなったことを認めない理由を理解することができる。そのうえで、医療スタッフと家族が、少しよくなっている部分、たとえば、表情が少し明るくなっている、少し身体が動くようになっていることなどを共有できると、家族もうつ病の改善を感じることができる。

またうつ病の回復の後半に、よい日があったり悪い日があったりという波が出てくることは昔からよく知られているが、このような変化を家族はうつ病が悪化したのではないかと感じることが少なくない。このようなよい・悪いの波が回復の後半に出現する波であること、逆に言えばうつ病の極期を過ぎたという徴候でもあることを伝えることで、家族は安心することが多い。

家族が気づいていない改善の徴候をみつけ、共有していくことがとても大切である。治療者は患者と家族の回復のよきガイドとなる必要がある。

6　家族は治療者でもある

〔症例5〕20代前半の男性
　男性は、高校卒業後、遠方の大学に進学したが、その土地の雰囲気にも新しい友人にも馴染むことができず、しだいに登校せずにアパートにひきこもるようになった。家族にも電話連絡がなくなり、心配した父親がかけつけ、説得して帰郷することになった。彼は、抑うつ的で、ほとんど口を開かず「死にたい」と時々もらした。実際にこれまでも何度か自殺を試みたことがあった。
　私が「お父さん、息子さんと連絡がとれなくなったときは、どんなにか心配されたことでしょうね」と話しかけると、「生きた心地はしませんでした。

死んだのではないかと思って」と涙をにじませて語った。それはしみじみとした気持ちのこもったもので、その瞬間に、私は「この父親の気持ちで青年は変わるのではないか」とふっと感じた。父親の気持ちが少しずつ青年に伝わっていくのではないかと思ったのである。

　それからも、私が「生きていることが一番ですよね？」と父親に話しかけると、父親がしみじみと「生きていてくれればよいのです」と相槌を打つということを繰り返した。それが青年にはとても意味あるもののように感じられた。

　青年への治療は、父親を主役とし、私は脇役として青年と父親をサポートすることにした。そして、通院の途中から、「親に護られている」というような、安心するような感覚が生じ、それとともに、青年に表情が生まれ生気が戻り、少しずつ親と感情のこもった交流がもてるようになっていった。

　一番身近な家族から「今の状態としては精一杯がんばっている」と肯定されることが、まず何よりも必要である患者は少なくない。この青年の場合には、父親の「心配している」という自然な気持ちが青年の前で現れたことがよかったように思う。私は、患者の前で、家族に「とても心配されたでしょうね？」と尋ねることが多い。その言葉が家族の気持ちを支えるとともに、患者に向けての気持ちのこもった温かい言葉や態度を引き出すように思うからである。

7　慢性期における支援

　慢性の抑うつ状態や軽症の抑うつ状態などで、病気の経過が長くなると、当然ではあるが、症状の現れ方が異なってくる。自分を責めると同時に他人を責めてみたり、職場では抑うつ的であるが、家では元気だったりする。自分の好きなことはできるが、嫌なことはできなかったりする。家でテレビのお笑い番組を見て笑っている姿を見たり、パチンコに行っていたりする姿を見たりすると、本当に「うつ病」なのだろうかと思う。一見「だらだら」しているように見える生活を見ていると、「病気なのか、わがままなのか、わ

からない。きちんと言ったほうがいいのか、あまり言わないほうがいいのか」と迷う。「頑張ろう」と励ましたほうがいいのか、「無理をしないで」と控えるように話したほうがいいのか迷うのである。「頑張って何かするように話したらいけませんかね」と家族から尋ねられることは少なくない。

一方で患者から見ると、苦しい「うつ病」の症状を、家族は理解してくれないと感じていることが多い。「家族は自分のつらさをわかってくれない。先生からうつ病のつらさを説明してください」と言われることは少なくない。

ここで家族の気持ちを汲んで患者に頑張るように話すと、いくらか頑張ろうとするのだが、遅かれ早かれ抑うつ的に、時には本格的なうつ病になりかねない。かといって、家族に「患者さんの苦しい気持ちを理解し、何も言わずにそっとそのまま休ませてあげてください」などと助言すると、家族は医師の助言と現実の患者の姿とのギャップを埋めることができず、治療そのものへの信頼を失いかねない。患者と家族の関係も悪くなる。

患者は「病気の症状」を理解してほしいと思い、家族は「本人のやる気も必要」と思うという、気持ちや考えのすれ違いが起こりやすい。このような慢性期こそ、患者と家族の支援が求められる。思いきってやってみることと、無理をせず休養することを、患者の状態に応じて助言することが大切となるが、これは実際にはなかなか難しいのである。

おわりに——生活にうるおいをとりもどす

患者と家族は、「何をするか」「何をがんばるか」という方に目が向きやすいが、「どのような毎日を送っているか」「ほっとするような時間はあるか」「楽しみはあるか」などの、毎日の生活をよくしていくというような方に目を向けることが、長期化したうつ病の回復には必要なのではないかと思う。毎日の生活がうるおいのあるものになったとき、初めて長期化したうつ病が回復し始めるように思う。そしてそれは、患者だけではなく、家族全体がうるおいを取り戻すことではないかと思うのである。

参考文献
笠原　嘉『うつ病臨床のエッセンス』みすず書房、2009年
青木省三『精神科臨床ノート』日本評論社、2007年

第17章

統合失調症の家族への支援

はじめに——家族関係の悪循環

　親子・夫婦・兄弟などの家族関係は、人が生きていくうえでかけがえのない重要なものである。また、家庭は、一日の疲れを癒し、次の日を迎えるためのエネルギーを充電する場である。心身ともに人は家族に支えられて生きている。しかし、時に家族関係は苦しみを生み出すものにもなる。親子喧嘩、夫婦喧嘩でも一晩眠るとリセットされる程度のものならよいが、家族のそれぞれの心の傷が癒えないままに、新たなダメージが加わると、傷がますます深く、癒えにくいものとなる。双方が対等であれば、激しい喧嘩は家族が壊れるという形で終わるが、力の差が大きいほど、喧嘩というよりは、虐待の様相を帯びてくる。

　慢性の統合失調症の場合、家の中にいるという状態が長引くと、家族との関係がこじれ、難しくなることが少なくない。仕事をして金銭を稼いでいるとまだよいが、生きるための金銭を親に依存するような状態が続くと、患者と家族がよい関係をもつことがとても難しくなることがある。

　本章では、いくつか症例を紹介し、家族関係の悪循環について考えてみたい。

1 言葉よりも行動が人を繋ぐことがある

〔症例1〕夫との不仲に、長期間、悩んだ女性

　女性は20代の後半から、30代の前半にかけて、幻覚、妄想、興奮などで精神科病院に数回の入院歴があった。その途中から、治療を引き受けた私は、何が彼女の再発の誘因になっているのか、十分に把握できていなかった。夫は感情を見せない人で、いつも淡々と入院の手続きをし、よくなると退院を引き受けていた。家で看られないし、困るから入院という感じだった。

　最後の退院後から、女性は夫の不満と愚痴を話しはじめた。「夫が病気を理解してくれない。私の気持ちをわかってくれない。何も話をしてくれない。これでは夫婦ではない」と述べ、「離婚したい」と話すまでになった。たしかに夫は彼女に口を荒げて怒ったりしたこともあったが、毎回入院に付き添い、お見舞いにも来てくれ、彼女への愛情がないようには思えなかった。そこで、「あなたのご主人は、口に出しては言わないけれど、あなたのことを大切に思っていると思う」と話したのだが、彼女は納得しなかった。夫は彼女に、食事などの家事をきちんとこなすことを求め、彼女は夫に病気であることを理解し、家事を減らし、優しくしてくれることを求めた。双方の希望は正反対で、とても調整が困難であった。彼女は私に夫を説得するように求めたが、「私が今何か言うと、あなたとご主人との関係が余計に険悪になり、家が壊れてしまうような気がする」と断った。

　夫は口下手で、口ゲンカは彼女の方が強く何も言えなくなってしまい、家での居心地が悪いようだった。そのためか、毎日パチンコに通いつめるようになり、その借金で、家族が破綻するのではないかと心配するくらいとなった。私は彼女に、「あなたとご主人のどちらが正しい、どちらが悪いではなく、家庭が気持ちよくなることが大切。まず、ご主人が家に帰って食べたくなる、美味しい夕ごはんを作ろう」と提案した。彼女がこの提案を受け入れるのにはいくらかの時間がかかったが、彼女は夕ごはんを作りはじめた。そうすると、しばらくして夫はパチンコを早めに切り上げ、夕ごはんを食べる

ようになったのであった。

　そんなある日の診察で、「河原で焼き肉をしたとき、夫が肉を焼く係をやってくれた。あんな夫を見たのははじめてです」と彼女が、驚きと嬉しさをこめて話した。そして彼女は「最近、夫が少し変わったんです」と話すようになった。家事を少し手伝ったり、家族の話に参加したり、夫が変わり始めたのである。もちろんそれ以後も、夫婦喧嘩はしばしばあったが、家庭が壊れることはなく、この10年間、再発、再入院はない。途中から軽いアルバイトをはじめ、最近はその日数をかなり増やして働いている。

　私の経験では、家族が仲良くなるために話し合うというのは、あまり効果がないことが多い。しかし、「少しでも気持ちよく家庭生活を送る」という提案は、本人も含めた家族に理解されること少なくない。少しでもよい家庭を築きたいという気持ちは誰もがもっているからだと思う。その際には、美味しいご飯などの「形あるもの」が、家族を繋ぐものとして生きてくる。家族関係の悪循環をほぐすには、言葉も大切であるが、言葉よりも具体的な行動や生活のほうが大切なことが少なくない。

2　患者の「頑張ろう」という気持ちについて

〔**症例2**〕高校途中で発病し、慢性の経過をたどった例

　高校2年生の時に、幻覚妄想状態で発病した男子は、不眠の中で「死んでしまえ」という幻聴が続き、最後には「死のう」と決心し、首を大きく傷つけた。幸い、親に早くに発見され、救急病院で縫合や輸血などの身体処置を受け一命をとりとめ、精神科受診となった。服薬と休養にて、短期間のうちに幻覚妄想は改善した。もともと彼は進学校でも成績優秀で、将来を親、教師から期待されていたし、本人も自分の将来に思い描く夢があった。しかし、発病後、幻覚妄想は消失したものの、消耗期が比較的長く続き、集中力、思考力、持続力などはなかなか改善せず、教科書や参考書を手にしてもほとんど文章が頭に入らない状態が続いた。私は「今は、充電の時期」とひたすら待ち続けることを勧めたが、彼はしだいに焦りはじめ、半年もたたないうち

に、受験勉強を再開した。意外に当初は順調に見えたが、2カ月後、彼はまったく眠れなくなり、再び幻覚妄想状態に陥った。

最初の回復時、家族は、彼が回復してくると、表立ってではないのだが、彼に復学や進学、そして就職などを期待した。家族の気持ちもわからないわけではない。彼は回復すると元気そうに見えたし、復学も進学も可能なように見えたからである。彼は家族の期待を感じとり、充分に消耗期を脱しないまま、進学や就職に挑戦するということを繰り返した。彼自身にも、自分の納得できる進学と就職をしたいという思いが強くあり、自身にいつも圧力をかけていた。

元気のない彼が、進学や就職を話し出し、頑張り始めると不調になるということを繰り返すようになった。そのため、今度は彼が進学や就職を口にすると、家族のみんなが反対するようになった。彼なりに将来に向けて頑張りだすことが、病気の再発に繋がってしまうのである。家族が彼に期待をかけると、彼は頑張って無理をし始める。家族が再発を心配し彼にブレーキをかけると、彼は家族に「何を言っても止められる」と感じてしまう。再発を繰り返すうちに、このような八方塞がりのような状態に陥ってしまったのである。

彼が自分の思い描いていた大学から、「今の自分でも入れる大学」にレベルを落とすことができるまでに相当の時間を要した。そして自分の思い描いていた職業から、自分の就職可能な職業へと変更するのにも相当な時間を要した。

子どもはみな自分なりの夢を描き、夢に向かって生きていこうとする。そして、夢に向かって頑張ろうとする。残念ながら、それがしばしば再発の契機となる場合がある。しかし、夢や期待を捨てることだけを求めても、それでは人生を諦めてしまうように言われていると感じてしまう。目標や進路の変更が、自分の人生を不幸にするものではなく、自分が自分なりのペースで、楽しみながら生きて行けるようになるための変更であると心から納得できるような援助を行ないたいと思う。

3 家族の「頑張ってほしい」という気持ちについて

〔症例3〕30代に発病し、慢性の経過をたどった例
　30代に入って、幻覚妄想で発病した男性は、外来通院をしながら急性期を乗り越え、順調な経過のように見えた。しかし、消耗期が予想以上に長引き、なかなか意欲が回復せず、家でごろごろすることが続いた。昔気質の父親は、ゴロゴロしている男性を、消耗期と見ることができず、「やる気がない」「病気に甘えている」と考え、「仕事をするように」とプレッシャーをかけ続けた。男性は、気乗りがしないまま仕事をはじめたが、1週間もしないうちにダウンした。それを2、3回繰り返し、男性はますます消耗を強めたようであった。私は父親と何度も話し合ったが、父親は「頭では病気のせいだと理解できるが、顔を見るとどうしても『しっかりしろ』と言ってしまう」と述べ、次には、家の農業を手伝うことを、そして朝早く起きて働くことを求めた。やがて男性は過覚醒の状態となり、不眠となった。薬を調節しても、ほとんど眠れない日が続き、眠っても深夜に覚醒した。数カ月、不眠が続いた後、男性の意欲の低下は一層強まったようであった。回復する可能性のある消耗状態を、回復が難しい慢性状態にしてしまったのではないかと私は後悔した。できるだけ入院せずに外来で治療をしてきたが、振り返ってみると、一度入院して、家から離れたほうが、男性にも父親にもよかったのではないか、あるいは地域での生活支援をもっと活用できなかったか、とも思う。
　同じ屋根のもとに、24時間、親子が一緒にいると、どうしても関係が煮詰まってしまう。親は些細なことで患者を叱り注意し、一方患者は親の言動を敏感に感じ、親が怒っていると感じるという悪循環に落ち込みやすい。家庭は人の生きる基地である。昼間、それぞれが仕事や勉強で活動し、夜になって家に帰り、休息モードで顔を合わせるというサイクルが大切なのである。昼間、外で受けた刺激や体験を、家に帰って聞いたり話したり時には愚痴をこぼす。家族は家の外での経験によって活性化され、家に帰って身体を休め力の再生産をする。そういう意味で、離れている時間を作るということは、

とても大切だと思う。

4　出奔を豪遊に

〔症例4〕時折、興奮し出奔を繰り返していた男性

　男性は20歳頃に統合失調症を発症した。男性は、興奮状態となって行方不明となり、10日間くらい音信不通で、最後は警察に保護されたり、疲労して家に帰ってくるということを繰り返していた。そのため、数回の入院治療を受けていた。妄想は断片的で思考も混乱していたが、いずれも気分の高揚感を伴っていた。幻覚妄想状態というよりは、緊張病性の興奮に近いのではないかと感じた。しかし、不思議だったのは、行方不明の間に、カードで何十万というお金を使っていることであった。内容を聞くと、高級ホテルに泊り、高級レストランで食事をしていることがわかった。精神症状さえなければ、豪遊である。それは、仕事をもたず親に頼って生きている男性の生活には、不自然なように思えた。振り返ると、男性の人生は、発症までは順調で、そのまま進むと社会的にも高い評価を受けるであろう安定した就職や仕事が約束されたものであった。発症後しばらく精神状態が不安定で登校もできず勉強にも集中できず、その道を断念せざるえなかった。その不本意さが、周期的に起こる興奮と出奔には関係しているのではないかと思った。

　あるとき男性に、「あなたは時々、旅に出て豪遊したくなるからね。大丈夫かな？」と尋ねると、男性は、「はい。まだ大丈夫です」と笑って答えたのであった。たまたま母親が同席していたので、「行方不明になると、生きた心地はしませんよね」と言うと、「本当にそうです。命が縮まりました」と笑うのであった。そこで、「折角お金を使うなら、精神状態が良くない時に使うのではなく、もっと計画的に『豪遊』したらどうだろうか？　お母さん、その方が安心ですよね」と提案した。それには男性も母親も同意してくれ、以来、計画的な「豪遊」をするようになったのである。以来、興奮し行方不明になるということはなくなった。

　精神症状の悪化には、自分の人生を精神疾患で不本意ながら閉ざされたと

いう無念さと、それでも何とか自分の人生を取り戻したいという願いが入り混じっていた。男性の立場になって考えれば、その思いは切ない程よくわかる。長期に精神症状をもち、自分の人生を不本意ながら変更せざるを得なかった人の辛さは、「病気を引き受ける。受容する」と言葉で言うのは簡単だが、本人にはどれ程、受け入れ難いものであっただろうか。

　私は、男性が家族の承認のもとで、「豪遊」することは、根本的な解決ではないが、いくらか辛さを和らげるものになるのではないかと考えた。人は誰でも、日々の仕事に疲れ、時々、旅に出てリフレッシュする。それと同じではないかと考えたのである。

★精神症状を人生という文脈の中に位置づけて理解し支援することが大切である。精神症状の中にこめられている願いや思いが現実に反映されると、症状はいくらか和らいでくる。

5　家族の存在を実感することが支えとなる

　症状が苦しく状態が悪いから入院するのだが、入院していると、そのことが病状を悪くさせることがある。入院していると、たとえ、定期的に家族が面会に来ていてくれていたとしても、家族の些細な言動を契機に、家は大丈夫か、家族は元気にやっているか、と心配になりやすい。病院で過ごしているという現実が、自分の家が実際にあるという実感を不確かなものにする。このようなときには、家族の協力のもと、外泊するのがよい変化をもたらすことがある。実際に家が無事であるのを見ることは、病院でスタッフが言葉で説得するよりも、はるかに説得力がある。

〔症例5〕「家が燃やされる」という被害妄想が持続した男性
　いつも家が燃やされるなどという妄想を述べ、怯えていた50代の男性がいた。薬もかなりたくさん処方していたが、妄想はよくならず、さらに薬を増

やすしか方法がないように思えた。ただ、それまでの薬もあまり効いた感触がなく、増やすには迷いがあった。私は素朴に「家が燃えてないことを実感するために、家に帰ってきたらどうだろうか」と思った。「外泊してみよう」とミーティングで話したとき、今みたいにしんどくて混乱した男性が家に帰るのは危険ではないか、事故などが起こる可能性はないかという意見がでた。もっともな意見である。そこで危険をできるだけ少なくするために、主治医が付き添って家に帰ってみる、ということになった。家族も主治医がついて帰るのならと同意してくれた。

外泊当日。私もスタッフも、期待と不安が混じった思いで男性と家族と主治医を見送った。しかし意外なことに、主治医の付き添いで家に帰ったとたんに、男性は、主治医を座敷に通し、座布団を差し出したのである。そして、家族にお茶を出すように言い、その後、主治医と将棋を指したのであった。「それが先生、彼はなかなか強くて、3回やって3回負けました」と主治医は述べた。その外泊を境に男性は「家が燃やされる」と言わなくなり、症状は徐々に改善し、退院した。

「家が破壊される」「家がなくなっている」というような妄想の背景には、「何気ないけど、かけがえのない、日常生活」を失いかけていることが少なくない。

日常生活、家庭生活とは、日々の些細な変化はあるもの、大きな出来事もなく、おおむね同じようなことをして過ごす毎日のことである。これは平凡で退屈な毎日でもあるが、失われたとき初めてその貴重さがわかる。妄想などの精神症状は、日常生活や家庭生活という基盤を失ったとき、その勢いを増す。このようなときこそ、外泊や外出が必要なように思う。そして、おだやかに時間が過ぎていく日常生活、家庭生活がたしかに在ると実感することが大切なように思う。男性にとって、「座布団」「お茶」「将棋」は、日常生活や家庭生活を構成する大切な一つひとつのアイテムなのである。家に帰り、男性は即座に自分の日常生活を取り戻そうとしたのである。このような外泊を、仮に「外泊療法」と呼ぶとすれば、入院治療が行き詰まったときに、「外泊療法」は有効なことがある。もちろん、できるならば入院をしない治

療や援助を目指すというのが、本筋である。「外泊療法」の主旨は、患者の「日常生活や家庭生活を送っている」という感覚を大切にするということであり、それは入院していなくとも同様である。「日常生活や家庭生活を送っている」という感覚は、空気のようになくてはならない、生きる基盤なのだと思う。

おわりに

　家に病気の人がいると、病気の人だけでなく、家全体が外に対して閉鎖的となることが多い。私は、よく家族に好きなことをすることを勧める。旅行や趣味から仕事まで、外に出て楽しむことを勧めるのである。家族が患者のことばかり心配して毎日を過ごすようになることは、家族にとってもプラスではないし、患者にとってもプラスではない。家族が患者のこと以外に興味や関心をもつことは大切だと思う。
　家に人が来ることを嫌がる患者や家族もいるが、家に人が来ることは大切である。外から人が来ると、家の雰囲気が少し変わる。家族関係の悪循環を変えるには、この雰囲気が変わることが大切なように思う。家の風通しが悪くなると家が傷むように、家族関係も、家を閉じてしまうと苦しくなってしまう。家族以外の人が加わることによって、良い意味で変化することがあるのである。だから、友人知人だけでなく、精神科医、看護師、保健師、心理士、精神保健福祉士などの医療スタッフが家に来ることが、とても大切である。家族関係は、家族だけでよくしていこうとするとどうしても行き詰まる。冷静でかつ親身な第三者が、よい家族関係を保つには欠かせないと思うのである。

参考文献
中井久夫『精神科治療の覚書』日本評論社、1982年、新版、2014年
星野　弘『分裂病を耕す』星和書店、1996年

第18章

精神科臨床におけるスーパービジョン

はじめに

　臨床という現場に立ったとき、新人であろうとベテランであろうと、自分の担当した患者に対して等しく責任をもつ。もちろん、管理的な立場の人間がより大きな責任をもつことはあるが、臨床という原点においては等しく責任をもつ。患者の精神療法に対して責任をもっているということは、いつも真剣勝負ということであり、そう考えると、臨床をするのが怖くなる。

　スーパービジョンは責任をとらなくなったベテランが余裕をもって、責任をとらなければならない新人に教えるという行為ではない。臨床をするのはつくづく怖いものだと感じているベテランが、同じように臨床をするのは怖いものだと感じている新人に助言する、というものが、スーパービジョンの原点ではないかと思う。現場ではベテランも新人もないと考えたとき、自ずとスーパービジョンはともに考える、ともに知恵をしぼるものになる。その時、ベテランにも新人にも発見があり、臨床を続けていこうと思う。スーパービジョンとはそのようなものではないかと思う。

　また、スーパービジョンには、治療の場に巻き込まれない、「冷静な第三者の目」が求められるし、臨床と同じくユーモアと遊び心も求められる。本章では、事例を紹介しながら、私の行なっているスーパービジョンをいくらか紹介したいと思う。

第18章　精神科臨床におけるスーパービジョン

1　自分の臨床を、社会的な文脈の中に位置づけ直す

　治療者は、しばしば自分の診察室や面接室の中での治療者・患者関係で、患者が動いているように思いやすいが、患者は治療者・患者関係以外の、さまざまな出来事や環境で動いているのであり、患者の変化を治療者である自分と関係付けて理解するという方法には、自ずと限界がある。治療者・患者関係はあくまでも患者の生きているさまざまな環境の一部であり、その位置と役割に気づくことが大切となる。そのためには、「冷静な第三者の目」が役立つことがある。

〔事例1〕占い師と精神科医の連携
　A医師がクリニックで、中年女性の診療を担当していた。女性は、夫が浮気をしていてそのことで深刻に悩んでいるようであった。適応障害や不安障害と診断することもできた。ただA医師が不思議に思ったのは、A医師を受診する前に、必ず地元で評判のよい占い師のところに行っているということだった。占い師のところで助言を受けた後に、クリニックのA医師のところにやってくるのである。A医師のところでは、夫の浮気のことや占い師の助言について、かなりの長い時間、感情を込めて熱っぽく語った。A医師は、これをどのように考えたらよいのか、また占い師のもとに行くことにどのように対応したらよいのか、迷った。
　占い師と精神科医。たしかに起源は同じで今でも似たようなところがないとは言えないが、占い師はいわば「非科学的なもの」、精神科医は「科学的なもの」と考えられ分類されている。特に占い師の助言には、「霊」などという、その業界の専門用語が出てきて、それを肯定的に聞いたものか、否定的に聞いたものか、曖昧に聞いていたものか……、A医師は迷った。そこで相談を受けたのである。
　私は、まず何回かの来院で、女性の話す時間が長くなってきてはいないか、話の内容に変化はないか、などを尋ねた。時間は少しずつではあるが短くな

っていること、話の内容はあまり変化がなく、「(私は)これでいいでしょうかね」と何度も繰り返し確かめるように話しながら帰っていく、ということであった。

そのように尋ねたのは、占い師とＡ医師を訪れるということが、結果として女性のプラスになっているのかどうかを、まず知りたかったからである。話が「これでいい」という、自分の考えの保証を求める内容であったのと、診察時間がしだいに短くなっていることから、この女性は少しずつ自分の気持ちや考えを整理しつつあり、全体はよい方向に向かっていると考えた。

そこで私は、この女性への治療は、「占い師と精神科医が、暗黙のうちに連携しながら治療を行なっているもので、女性には有益になっていると思う」と助言した。占い師のところに行き、夫の浮気について話すと、昔の霊やたたりの話が出て、その対処法を示される。基本は「除霊しながら、時間を待つ」ということである。その占い師の助言を聞いて女性はいくらか安心するもののまだ不安が残り、Ａ医師のところに行き、再度、夫の浮気を話し、相談していたのであった。女性が「悔しいし腹も立つけど、今は待つしかないかな」とぼんやりと感じていることを、占い師とＡ医師を経る中で「待つしかないな」と心の中に収めていたのであろう。霊というものについては「わからない」としか言いようがないが、占い師は１回2000円程度という比較的良心的（？）な料金であり、親身に相談に乗っているように、私には感じられた。Ａ医師は、占い師にも頼りながら何とかやっていこうとする女性を「大変だけど、それしかないですかね」と言ってサポートしたわけで、占い師を是認したわけではないのだが、女性には二人のサポートが暗黙の見事な連携のように機能したと言うことができる。女性は占い師とＡ医師に会うことを続け、半年間くらいで治療は終結したということであった。

私の助言は、女性が、占い師とＡ医師をめぐることの意味、中でも治療的な意義を伝えたことであった。繰り返しになるが、患者の行動を、診察室の中のやりとりだけで捉えるだけでなく、広く社会的文脈から捉える視点を提供するということは、大切なことだと思う。私にとってのスーパービジョンとは、その断面だけを切り取って見れば、一見、不可思議に見える行動に

ついて、Ａ医師とともに考え、Ａ医師も私も納得できる社会的な文脈における意味を探し出す作業であった。
　社会的文脈においては、治療者がどのような位置でどのような役割を果たしているかをまず理解する必要がある。そして、治療や援助というものは、複数の人や機関の中で行なわれており、それぞれのもつ良さを最大限引き出す、という発想が求められる。ときどき患者の人生が、自分の診察室や面接室における治療者・患者関係を中心に動いているという「天動説」を唱える人がいる。繰り返しになるが、治療者・患者関係の役割は多くの場合、限定的なものである。患者は診察室、面接室以外の、現実でのさまざまな出来事や体験によって変化していることが多いということを忘れてはならない。
　治療者は否応なく目の前の患者を見てしまい、そこから物を考えようとするものである。スーパービジョンの役割の一つは、治療者・患者関係というものを、場に巻き込まれない「冷静な第三者の目」を通して、患者の生きている社会の中で捉えようとすることにある。

2　スーパーバイジーの情報から、一緒に考える

　臨床とは、患者や家族の言葉、表情、態度などのさまざまな情報を出発点に、それらが筋道をもって繋がっていくように考えていくものである。スーパーバイジーがもっている情報から一緒に考え、少し異なった見方、考え方を提示していくことに意味がある。
　そのためには、まずスーパーバイジーが素材としての情報を捉えていることが重要になる。スーパーバイザーは「スーパーバイジーの目」を通して考える。だから、スーパーバイジーが患者を、そして患者をとりまく環境をきちんと見て情報を得ているかどうかが、一緒に考えることを実りあるものになるかどうかを決める。逆に言えば、スーパーバイジーが目の前の患者をきちんと見ていないと、スーパービジョンという共同作業は発見の少ないものとなる。

〔事例2〕「性的虐待」を訴えた例
　B医師がクリニックで相談を受けたケースである。
　最初は、突然、実母の知人と称する人がやってきた。「義父から性的虐待を受けた高校生の娘が、実母と義父の離婚調停で証言しなければならなくなった。しかし精神的に不安定でとても調停のために出廷して発言することはできない。そのことを裁判所に伝える診断書を書いて欲しい」と相談された。「義父が仕事で何ヵ月か不在になったときに、義父から長い間、性的虐待を受けてきたことを、娘が母親に打ち明けた。最初はそんなことはないと言っていた母親もしだいに本当だと考えるようになり、今は別居し離婚調停中である。義父はそのような事実はないと主張しており、その裁判で、娘がどうしても証言しなければならなくなった」ということであった。
　次いで、実母がやってきた。性的虐待の詳細を聞くと、「娘が早く学校から帰り、義父が家にいたとき、どの程度までの関係を求めたのかはわからないが、相当深い関係を求めていたようで、娘もひどいことをされたとは言うが、それ以上には詳しく話せない。言葉が出なくなる。だから、ここにも来れないが、出廷できないという診断書を書いてもらえないだろうか」ということであった。B医師は、「大変苦しい状況のようではあるが、娘さんに直接会って診察しないと診断書というものは書けない。また会ったとしても診断書をかけるかどうかはわからない」と答えた。
　最後に娘が、実母と知人に付き添われてやってきた。しかし、彼女は一言二言話しただけで、実母と知人が話し始めた。別居していても、義父はやってくるので、わかれた実母と彼女を護るために、わかれた実父が来てくれるようになったということであった。
　B医師は、「話を聞いているとたしかにとても気の毒で、診断書を書いてあげないといけないかなと思う。でも何か迷って、もう一回来てもらうことにしました」と述べた。
　私は、「たしかに性的虐待の可能性は否定出来ない。誰も事実確認をしていないからね。でもね、ひょっとしたら、彼女は自分でどの程度自覚しているかは別だけれど、何かきつく注意され、たまたま身体接触があったことな

どを性的虐待と言っているかもしれない。冷静に話を振り返ってみよう。彼女の言っているような時間とタイミングで虐待が起こるという可能性は極めて低いよね。それに急に実父が現われるというのも変でしょう。つい話したことが大きくなってしまったか、厳格な義父を煙たく思っていた彼女が、『優しい実父』を取り戻そうとしたという可能性はないだろうか」と話した。B医師は「えーっ、彼女の話がウソということですか。どうしたらよいのですか？」と驚いたので、「ウソかどうかは私にもわからないのだけど、でも君から聞いた話からそのまま考えると、事実でない可能性もあると思うんだ。僕だったら、この次にあったら彼女にこう言うと思う。『あなたはとてもしんどく辛い思いをした。そのことを調停できちんとあなたの言葉で話すことが、大変だとは思うけれど大切だと思う。あなたの体験したことをきちんと話さないとね』」と私は話した。彼女の話していることが本当だったら、調停という護られた場所で、一度きちんと話すことが大切となるし、彼女の話していることが事実でないのなら、彼女はB医師は自分の役にたたないと考え、B医師の前に現れなくなるだろうと考えた。彼女は彼女なりにつらい思いをしており彼女をそれ以上追い詰めない方がよいと思ったのと、彼女が自分の話はやがて信用されなくなる可能性があるということを、B医師とのやりとりで感じ取れるのではないかと思ったからである。彼女の話が事実かどうかを診察室の中で問題とするのは事態の混迷を深めるだけで、B医師にも彼女や実母などにもプラスはないと考え、そのことをB医師にも説明した。

　B医師が改めて「思い切って、調停で話してみたら」と話すと、それ以後、プッツリと彼女も母親も知人も現れなくなったということであった。

　あくまでもB医師からのまた聞きであるのだから、安易な解釈は慎まなければならないが、彼女は性的虐待を訴えて、実母や知人を巻き込んで、義父と実母を別れさせ、実父との原家族を取り戻すことに成功した。しかし、事態があまりにも自分の思った通りに、あるいはそれ以上に進行し、どこかで事実が明らかになるのではないかという不安を強く抱いていた可能性もあるのではないかと感じた。

診察室という場で、患者や家族の不安に巻き込まれると、事態を冷静に捉え、判断することが困難になる。スーパービジョンの意義は、事態に巻き込まれていない第三者として、事態を冷静に眺めることにある。
　けれども、これは同僚に話すのでも充分である。私自身も困った患者の話を若い同僚によく話す。話すだけでもずいぶん違うし、若い同僚に「先生、心配しすぎでしょう。そんな可能性は限りなく低いじゃないですか」などとスーパーバイズされることもある。大切なことは冷静な第三者の目を通すことである。
　若い医師からケースを聞くとき、成功したケースを話すこともあるが、重いケースほど、「こんなケースの時に、こんなふうに考えてね、こんなにしたのだけど、うまくいかなかった。失敗だね。でも、そんとき、こんな風に考え直し、やり直してみたよ」というような失敗談を話すことは少なくない。その中で、何かの類似点を見つけて、自分なりに気づいてくれたらうれしい。迷いを粘り強く抱える治療者になってもらうには、苦労話や失敗談の方がよいように思う。治療のうまくいった例ばかりを聞いていると、野球にたとえれば、いくところ負けなしのピッチャーのように思えるが、そんなピッチャーがいるはずがない。勝ったり負けたり、スランプに陥ったり、罵声を浴びたりしながら、投げ続けるのがプロなのだと思う。

3　スーパービジョンのかたちは、臨床のかたちになって現われる

　村瀬嘉代子は、「スーパーバイザーはスーパーバイジーが話すことを実際には体験していないのですが、対話をしたり記録を読むことで臨場感を共有し、その場がどのように動いているかをとらえ、二人で一緒にその景色を見ているような気持ちになるものです。あたかもスーパーバイジーと同じようにそれを体験しているように。そして、その状況を考えるために必要となる理論を想起しながら、自分とスーパーバイジーとの距離や特徴の違いを考える。つまり半分は風景に溶け込んでいるけれど、半分は相対的な位置にいて

気づいたことを考えていて、最良の形でスーパーバイジーに伝えて咀嚼される手段について思いを馳せます」と、スーパービジョンを語る。このスーパーバイザーをセラピストに、スーパーバイジーを患者に置き換えたとき、それは、村瀬の心理臨床そのものでもあることがわかる。

　このことから学びたいのは、スーパービジョンのかたちは、実は臨床のかたちを伝えているということである。上から下への理論と技法の伝授というスーパービジョンのかたちは、セラピストが患者を上から下に教育・指導していくかたちになって現われる。村瀬氏のように一緒に考えようというスーパービジョンのかたちは、セラピストと患者が一緒に考えようという臨床のかたちを育む。だから、間違っても上から下へのスーパービジョンを選んでほしくないと若い人には伝えたい。くどいようだが、それは患者との関係に表れてくるからである。

　生きていくことは、スーパーバイジーでも、患者でも、誰かに何かを助けられながらも、やはり極まるところは、自分で何かを発見し何とかやりくりしながらやっていくものである。スーパーバイジーや患者が、不安が減り楽になることが目的ではない。不安を抱えながら、しかしいくらかでも見通しがよくなるような、視界が広がるような、視点が切り替わるようなもの、それがスーパービジョンだし、臨床というものはそういうものなのだと、私は考えている。

おわりに

　時々、この人の症状はこのような心理から出てきているものである。だから、このような対応が必要である。などと明快に説明する人もいるが、人がそんなに簡単にわかるものかと思ってほしい。自分は何者かと問われて、明快に答えられる人がいないのに、なぜ、患者のことになると、その心理や行動を明快に説明できるのか、不思議である。人の心は、電気の配線のように単純ではない（電気の配線さえ、私には難しいが……）。試験の時に公式だけを覚えて答えを出すように、安易に説明しようとせず、わからないことを抱

え続けていきたい。スーパーバイザーには「これは、こうだよ」という答えを出す姿勢ではなく、「僕は、こんなことを考えた」というような、一つの発想を提示するというような、控えめさが必要である。

だからといって、難解さがよいという訳ではない。説明する言葉や理論としては生きてきても、臨床に役立つ発想にはならないことが多い。難解さのほうに目が向き、目の前の患者そのものを見失ってしまう。患者が困っていることを、どう捉えたらよいか、どうしたらよいか、などを、治療者と患者の共有できる平易な日本語にまとめることが大切である。

臨床は、教えられることを疑い、自分の考えを疑うことからはじまり、疑問を抱き続けることにあると思う。

参考文献
村瀬嘉代子、下山晴彦、廣川　進「心理臨床において育つということ・育てるということ」『臨床心理学』10巻、2010年
村上伸治『実戦　心理療法』日本評論社、2007年
青木省三『新訂増補　思春期の心の臨床』金剛出版、2011年

終　章

どのような姿勢で治療や援助を行なうか

1　自分を知る

(1)　心の蓋を開けるタイプか、心の蓋を閉じるタイプか
　若い先生たちの治療をみていると、二つのタイプにわかれることに気づいた。
　一つ目は、症状や問題の原因を詳しく尋ね、患者もそれまで話さなかったことを話し出すようになる、心の蓋を開けるタイプ（uncover）の治療者（以下、火点け型）である。このタイプの治療者は、それまで話さなかった患者が生き生きと話し出したり、動きの乏しかった人が動き始めたりするなどの、患者を揺さぶる力をもっている。患者を不安定にさせる面もあるが、本当に治る方向へと患者を変化させる力ももっている。このタイプの治療者の外来待合室はワイワイと賑やかで、診察を皆が今か今かと待っていて、時には患者同士が競争するように過呼吸などの症状を待合室で起こすようになることもある。患者の心の何かに火を点け、通院間隔も短くなり緊急受診も増え、外来だけでおさまらず緊急入院も増えたりする。
　二つ目は、問題の核心にはあまり触れず、患者の話している悩み苦しみを心の中にしまっていく、心の蓋を閉じるタイプ（cover）の治療者（以下、火消し型）である。あれこれとよく話し、行動も不安定な患者を、しだいに穏やかに安定させていく力をもっている。このタイプの治療者の外来待合室は、皆、それなりに落ち着いていて、診察の順番を粘り強く待っている雰囲気がある。患者の心に燃えている火を弱め、やがては消していく。長期入院をし

ている患者に粘り強く接し外来治療に持ち込むことができる。

　外来や入院治療をみているうちに、治療者はどうもこの二つのタイプに分けることができ、自分はどちらのタイプかに気づくことが重要ではないかと思うようになった。もちろん、一人の治療者は両者を程度の差はあれもっており、どちらが優勢かというものであるし、また、どちらのタイプがよいというものではない。

　野球の投手にたとえると、火付け型治療者は先発型であり、火消し型は救援型である。だから、火付け型の治療者から、火消し型の治療者へと、治療を引き継いでいくと、治療がスムーズに進むことが多い。火を点け、火を消すなかで、患者は自ら抱える課題を整理し、乗り越えることができる。

　だから、自分が火付け型か、火消し型かに気づくことが大切である。そして、火付け型の人は、火の消し方を学ぶことを、火消し型の人は、火の点け方を学ぶことが大切である。だが、人の基本はそれほど変わらないものである。無理に自分を変えようとすると、不自然な治療となり、自分のもっている良さを失うことがあるので気をつけなければならない。自分の弱点を少しカバーするくらいの変化がよい。

　私の場合は、当初は火付け型であったが、しだいに火消し型に移行し、やがて両者が混じった曖昧なものになっているように思う。

　それ以外に、先発も中継ぎも救援もせず、解説だけをする解説者型というのもあるが、臨床は自分が投げた球が打たれてホームランになったりして、痛い思いをしつつ学ぶものである。解説者型では、いくら説明できても、治療はできないし、治療者として鍛えられることもない。

(2)　自分の仕事している場の特徴を知る

　野球のたとえを続けると、投手が打者よりもはるかに高い位置から球を投げている場合がある。しかしその際、気をつけなければならないのは、投げた球の威力は、自分の球そのものの力ではなく、投げる位置の高さにある可能性である。

終　章　どのような姿勢で治療や援助を行なうか

① 　閉鎖病棟や保護室をもつ単科精神科病院の診察室では、それが外来であったとしても、患者は医師の指示に素直に従うことが多い。説明や説得が予想以上の効果を示すが、それは治療者の技術ではないことが多い。患者は治療者の後ろに、閉鎖病棟や保護室があるのを知っており、それに対する恐怖が素直な患者の背景にはあることが多い。患者が本音を話す時は、相当に病状が悪い時であることも少なくない。治療者は自分の背後にあるものをいつも意識しておく必要がある。そして気づかないうちに不平等な治療関係の中におり、だからこそ自分の言葉が説得する力をもつことに気づいていなければならない。

② 　総合病院精神科には、ハードな閉鎖病棟や保護室がないことが多い。だから、単科精神科病院のように治療関係の不平等はないかのような錯覚を抱きやすい。だが、それも誤っている。総合病院精神科には、医学モデルのもつ力が背後にある。知識と技術ではるかに優位に立つ医学の専門家と知識の乏しい患者という関係は、そもそも不平等である。専門家だからその説明や説得に患者は素直に従うのである。医学モデルが不平等性を作るのである。自分が気づかないうちに不平等な治療関係の中におり、だからこそ自分の言葉が説得する力をもつことになることは、単科精神科病院と同様である。

　単科精神科病院であっても、総合病院精神科であっても、診察室での不平等性を少しでも減らすのは、患者からの情報・フィードバックである。治療は医師から患者への一方向的なものではなく、患者から医師へという方向も含めた双方向でなければ作り上げていけないというイメージを共有することが大切ではないかと思う。

③ 　精神科クリニックではどうだろうか。背後に強力な閉鎖病棟や保護室はなく、医学モデルという権威があるわけでもない。だが、クリニックにも落とし穴がある。それぞれの家庭の雰囲気が異なるように、それぞれのクリニックによって雰囲気が異なる。複数の医師が勤務する単科精神科病院や総合病院精神科に比べて、自身の作り出している診察空間、クリニック空間がどのようなものか気づきにくい。担任教師が自分の作

227

り出している教室の雰囲気に気づきにくいのに似ている。
　クリニックの院長は一国一城の主（あるじ）である。主（あるじ）が専制君主になれば、そこでは大きな力を持ち、その点では上述の病院と同様なのである。

　だから、いずれの場所で働いていても、善意だけで精神科医は務まるのではない。自分の働いている場所の与える影響について、自覚的になることが求められる。では、どうしたらいいか。信頼できる人に尋ねるのが一番大切で、特に「耳の痛い言葉を言ってくれる人」を大切することではないかと思う。不平等性が完成していくと、「耳の痛い言葉」を言ってくれる人がいなくなってしまうのである。
　精神科医になった当初、白衣のもつ恐さを知った。医師免許を取り立ての新人の言葉を、何十年も人生を生き、さまざまな経験や苦労をしてきた人が、白衣を着ているというだけで、自身の考えではなく、医師の考えに従ってしまう。しかし、偶然に街中で出会うと、社会経験の差は歴然としていて、社会常識や社会的な挨拶などはるかに患者の方がすぐれている。
　本当に、恐ろしい世界である。白衣を着なければ良いという単純なものではなく、自分の作り出している治療者・患者関係とはどのようなものか、いつも自覚しようとする努力が必要なのである。

2　私はどのような姿勢で治療や援助を行なっているか

　最後に、本書のあちこちに記した、私の治療や援助の考え方について、簡単にまとめておこう。

① 治療は、「切開し、排膿し、消毒し、包帯をまく」を繰り返すものである

　一回の診察でも、悩みや苦しみ、そして症状をたずね（切開する、排膿する）、それらをより明確なものとし（消毒する）、そして「大変ですね」「大丈

夫ですか？」などという言葉を添える（包帯をまく）。診療とは、それを繰り返していく中で、こころの中の悩みや苦しみ、そして症状が少しずつ軽減していくことを目指すものである。侵襲の全くない診察はなく、いくらかの侵襲は必要なものであることが少なくない。ただし、侵襲するだけで手当をしない診療は外傷をつくるだけで、本当の意味での治療や援助とはならない。

② 自然治癒力を最大限発揮させる

「切開し、排膿し、消毒し、包帯をまく」ことによって、症状が改善し苦痛が軽減していくのは、そもそも人には自然治癒力が備わっているからである。しかし、時に精神療法や薬物療法は、自然治癒力を抑えこむような方向に向くことがある。例えば、消耗しエネルギーの枯渇した人に、休養できる条件を整えずに、内省を求めたり、抗うつ薬だけを投与したりすることは、心理的に追い詰めるものとなり、自然治癒の妨げとなる。必要なのは、まずはエネルギーの充電である。治療や援助に際しては、まずはその人の自然治癒力の発揮を阻害する要因を取り除くという発想が求められる。安全で安心な環境を提供し、安心できる関係を築くことが、自然治癒力を充分に発揮させるのである。このような間接的なアプローチが、実は最も良質な治療や援助になることが多い。

③ 大きな変化よりも小さな変化を目標とする

人はさまざまな生きづらさを抱えながら生きる。その生きづらさのすべてを取り去ることを目標にすることはできないし、また目標としてはならない。生きづらさを抱えながら生きていくのが、そもそもの人が生きるということではないか。となると、人を根本的に変えるような大目標を立てるのではなく、今、生きていることの支障になっている小さな問題・課題を焦点化し、いくらかでも生きづらさが減ることを目標とする。その際には、その人の生活や人生を含めた全体像を理解した上で、小さな問題に取り組むという複眼姿勢が大切となる。

④ 複数の人の、「目」と「手」で支える
　診察室で、一人で診ることによって得られる情報は限られている。それは、「私」の前の、その人の姿である。人は、異なった人や場で異なった姿を現すものである。周囲の環境に影響を受けやすい人ほど、異なった姿が現われやすい。複数の人や場面の情報を総合した時、はじめてその人が立体的に、深みをもって見えてくる。だから複数の「人の目」を通すことが大切なのである。支援する際も、一人で支援するのではなく、絶えず支援者を増やしていくことはできないか、「支えて手」を増やすことはできないか、といつも考える必要がある。
　最近、当事者も参加するケース会議やケア会議が増えてきた。当事者にとっても、そして周囲にとっても、とても意味のある大切なことだと思う。

⑤ その人の意志や意見を尊重する
　その人の症状には目を向けるが、その人の気持ちや考え、そして意志や意見には目を向けないということが、臨床では起こりかねない。まずは、その人の意志や意見を尋ねる、という姿勢が基本である。そして、その意志や意見をできるだけ尊重した治療や援助の方針を考える。治療者・患者関係は不平等なものとなりやすいが、専門家という立場で、患者の意志や意見を押し切るのではなく、話し合いながら合意や納得を得るという姿勢が大切となる。

⑥ 治療される・支援される側に身をおいて考えてみる
　治療する側の思いや考えと、それを受けとめる患者の思いや考えは、しばしばズレているものである。他人に一方的に治療や支援をされるというのは、その人の自尊感情やプライドを著しく損なうことがある。生きていくには、人を助けることと人に助けられることが程よく保たれている必要がある。治療や援助が一方向的なものとなっていないか、その人の自尊感情やプライドを損なっていないか、いつも注意が必要である。

⑦ 精神障害を「生き方」に変えられないか

　精神症状はその人を苦しめるものではあるけれど、よく見ると、その人の願いや思いを反映しているところがある。その人の願いや思いをすぐに実現できるわけではないが、願いや思いを反映した、その人らしい生き方が可能となるとき、その人の良さが表に現れてくるように思う。「○○障害」を「○○障害的な生き方」に変えられないかと思う。病前性格の短所を長所として活かす生き方、その人の苦手をカバーし得意を生かす生き方である。治療や援助が、その人らしい生き方を大切にする時、○○障害は勢いを弱め穏やかになるように感じている。

⑧ 精神疾患を病むということのプラスの意味を考える

　精神疾患を病むということを、その人の人生のプラスとして活かすことはできないだろうか。たしかに精神症状は苦しいし、さまざまな領域での多くの負荷をもたらす。だが、本当にその人を苦しめるだけのものであろうか。もし病気にプラスの価値があれば、病んだ甲斐があり、病んだ時の苦しみも報われる。例えば、小さな病いや怪我には、大きな病いや怪我を防ぐ役割があるのではないか。病いのプラスを最大限引き出すのが治療というものではないかと思う。もちろん、マイナスに圧倒されることも多く、決して簡単ではない。だが、曇り空の向こうの太陽を見るような姿勢が臨床では求められているように思うのである。

⑨ 「半病人」として治療や援助を考える

　医学的治療は、健康な人が病んでいる人を治療し、健康な人に戻すという考え方になりやすい。たしかに病気は、健康とは異質なものと考えることもできる。だが同時に、病気と健康は連続していて、明瞭に区別できるものではないとも考えられる。人としての悩み苦しみと、病気の症状としての悩み苦しみは、明瞭に区別できるものではない。あるときから私は、人は健康と病気の中間に、即ちグレーゾーンに生きる「半病人」と思うようになった。そして、治療とは少し程度の軽い「半病人」が、少し程度の重い「半病人」

を援助する営みではないかと思うようになった。「未熟」な私の行なう精神療法を「半熟精神療法」と呼んだこともある。自分の中にあるグレーの部分に気づくことが、一方的な健康観に基づいた治療ではなく、相手の痛みを感じながら行なうような、双方向的な治療を可能にするのではないかと、私は思っている。

⑩　地道に粘り強く

　本書に記した症例は、比較的よい経過の例が多かったかもしれない。だが、現実の臨床は誰もが認識しているように、必ずしもよい経過の例ばかりではない。私も同様である。私は、自分を平凡な一臨床医と認識しており、平凡なことを粘り強くていねいに続けていくことが、自分の臨床と思っている。臨床は勝負ではないが、勝つ治療ではなく負けない治療が、少なくとも病気の勢いに負けずに引き分けにもちこむことが、大切ではないかと思うのである。そのように粘っていると、ふとチャンスがやってくる場合がある。30年余り激しい強迫性障害をもち、20数年、夫婦が別居生活をせざるを得なかった人が、苦しみながらも症状が改善し「ついに、同居することになりました」とうれしそうに報告してくれたことがあった。20年ほど家に引きこもり人前に出られなかった人が、ギリギリの時にはじめて作業所を利用しはじめたという経験もした。まさに臨床は「地道に、粘りながら、ていねいに」が基本だと思う。

おわりに

　精神症状の奥にその人の心理や病理を見る、というのがこれまでの精神科医の1つの姿勢であった。しかし、精神症状の奥の心理や病理を変えるよりも、行動や認知そのものを変えるほうが実際的で有効ではないかという考え方も出てきた。いずれのやり方も、意味あるものと思う。

　だが、人を治療し支援するという意味では、やはり精神症状の奥にその人の毎日や生活を見るほうが大切なことが少なくない、と思うようになった。そして、心理や病理、そして行動や認知はなかなか変えられない場合が多いが、毎日や生活を少しでも質の良いものへと変える工夫は思いつくことが多い。精神症状の奥にある生活が、少しでも楽しみと喜びと潤いのあるものとなった時、精神症状の勢いがいくらか落ちる。精神症状があっても、その人なりの人生を生きていけるようになる。その人がその人らしく生き、その人の人生を楽しむ方向に向かうように、治療や援助が役立っていかなければ、何のための治療や援助であろうと思うようになった。

　そのように考えるようになって、精神症状は苦痛なものであるが、それだけを見るのではなく、その奥にあるその人の毎日と生活を見るようになった。精神症状の苦痛を少しでも和らげようと試みるが、同時にその奥の毎日と生活がよいものになることが治療や援助の目標ではないかと考えるようになったのである。

　本書は、このような私の治療観・援助観を、できるだけ具体的に記したものである。臨床も生活も抽象的なものではなく、きわめて具体的なものである。「コーヒー一杯を、味わって飲む」「好きな料理を注文して食べる」などというような、ごくささやかな楽しみや喜び、生活は具体的なものから成り立っている。生活が変化するとは、日常生活の小さな変化が積み重なること

である。臨床は広い視野で見ることも大切であるが、生活の細部をていねいに見ていくことも大切である。臨床は細部に宿ると言ってもよい。

　本書は私の精神科の治療の進め方や考え方について、できるだけ具体的に症例を通しながら記したものである。本書が、読者の皆様の、日々の臨床に少しで役立つものとなれば望外の喜びである。

　本書に記しているのは、多くは私自身の経験だが、一部には川崎医科大学精神科学教室の若い先生たちの経験も含まれている。それだけでなく、原稿の段階で本書を読んでもらい、貴重な意見を聞かせてもらった。日頃、若い先生たちの経験と思索から、多くのことを学ばせてもらっている。改めてここで感謝の気持ちを伝えたい。本書が、日本の民芸運動の一拠点であった倉敷市にある、私たちの教室の治療文化を伝えるものとなることを心より願っている。

　最後に、編集の労をおとりいただいた日本評論社の遠藤俊夫氏に感謝申し上げる。長年、長時間にわたり語り合ってきましたが、やっと形になりました。

　例年になく寒い冬が終わり、桜の開花が始まった春に

青木省三

●著者

青木省三(あおき しょうぞう)
1952年広島市生まれ。岡山大学医学部卒業。岡山大学神経精神医学教室助教授を経て、現在、川崎医科大学精神科学教室主任教授。臨床精神医学、特に精神療法、思春期青年期を専門としている。
著書に『僕のこころを病名で呼ばないで』(ちくま文庫)、『思春期　こころのいる場所』『時代が締め出すこころ』(岩波書店)、『思春期の心の臨床』(金剛出版)、『精神科臨床ノート』(日本評論社) など。

精神科治療の進め方
(せいしんかちりょう すす かた)

2014年6月26日／第1版第1刷発行

著　者――青木省三
発行者――串崎　浩
発行所――株式会社 日本評論社
　　　　〒170-8474／東京都豊島区南大塚3-12-4
　　　　電話 03-3987-8621(販売) -8598(編集)　振替 00100-3-16
印刷所――港北出版印刷株式会社
製本所――株式会社精光堂
装　幀――駒井佑二
検印省略　© S. AOKI 2014
　　　　ISBN 978-4-535-98395-3　Printed in Japan

JCOPY 〈(社)出版者著作権管理機構 委託出版物〉
本書の無断複写は著作権法上での例外を除き禁じられています。複写される場合は、そのつど事前に、(社)出版者著作権管理機構(電話 03-3513-6969、FAX 03-3513-6979、e-mail：info@jcopy.or.jp)の許諾を得てください。また、本書を代行業者等の第三者に依頼してスキャニング等の行為によりデジタル化することは、個人の家庭内の利用であっても、一切認められておりません。

■こころの科学叢書

精神科臨床ノート
青木省三 著

患者さんの人生をいくらかでもくつろぎや楽しみのあるものにしたい──
そう考え臨床を続けてきた精神科医の記念碑的著作。

■四六判　■本体2,000円＋税

◆日評ベーシック・シリーズ

[新版] 精神科治療の覚書
中井久夫 著

「医者ができる最大の処方は希望である」──精神科医のみならず、
すべての臨床医に向けられた基本の書。ワイド判、読みやすい文字
になって新版化！

■A5判　■本体2,400円＋税

◆日評ベーシック・シリーズ

子どものメンタルヘルス事典
清水將之 著

児童精神医学の碩学が一人で書き下ろした子ども臨床家のための
エンサイクロペディア。

■A5判　■本体2,000円＋税

精神医学ハンドブック
[第7版] 医学・保健・福祉の基礎知識
山下 格 著

精神科の診断と治療・支援のあり方、国際診断基準の特徴と利点・
注意点について詳解し、うつ病を中心に気分障害の項目を大幅改訂。

■A5判　■本体2,300円＋税

日本評論社

＊表示価格は本体価格です。
別途、消費税がかかります。